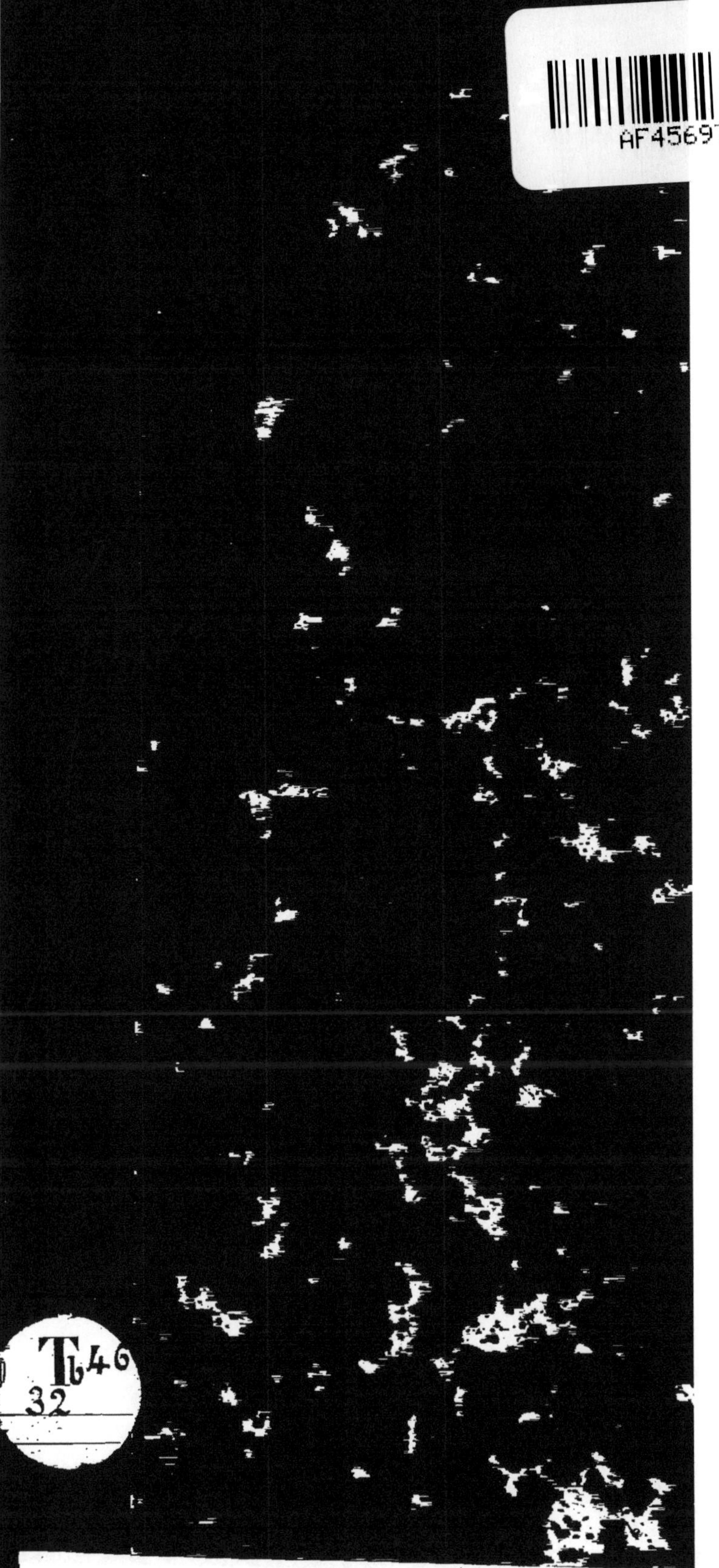

NOUVELLES RECHERCHES PHYSIOLOGIQUES

SUR LES

NERFS VASO-MOTEURS

STRASBOURG, TYPOGRAPHIE DE G. FISCHBACH. — 1689.

NOUVELLES RECHERCHES PHYSIOLOGIQUES

SUR LES

NERFS VASO-MOTEURS

PAR

PAUL BRICON (de Paris)

DOCTEUR EN MÉDECINE DE LA FACULTÉ DE STRASBOURG.

Il y a, du reste, dans une hypothèse, comme toujours, deux points à distinguer : la question d'explication et la question de fait. Il ne faut jamais confondre ces deux choses qui sont indépendantes. L'essentiel est que le fait soit exact, l'hypothèse, la théorie ou l'explication peuvent varier sans que le fait, qui est immuable, cesse d'être vrai.

Cl. Bernard, *Leçons sur la chaleur animale.*

Da ich an der Schwimmhaut die vollkommene Schliessung des Lumens der grössten Arterien nach Reizung der vordern Warzeln beobachtet hatte, entschlug ich mich des Micrometers ganz und begann plötzlich die Medulla spinalis zu tetanisiren. Es entstand durch den im Körper auftretenden Tetanus eine kleine Verschiebung des Bildes, dann war es ruhig — offenbar hatten die peristaltischen Bewegungen aufgehört.

Pflüger, *Ueber das Hemmungs-Nerven-System für die peristaltischen Bewegungen der Gedärme.* 1857.

PARIS

J. B. BAILLIÈRE & FILS

LIBRAIRES-ÉDITEURS

19, rue Hautefeuille, 19

STRASBOURG

J. NOIRIEL

LIBRAIRE

27, rue des Serruriers, 27

1876

NOUVELLES RECHERCHES PHYSIOLOGIQUES

SUR LES

NERFS VASO-MOTEURS.

INTRODUCTION.

En abordant pour notre thèse inaugurale la question si importante et si complexe des nerfs vaso-moteurs, nous n'avons certes pas la prétention de l'avoir résolue. Notre intention première était même de présenter seulement le résultat de nos expériences personnelles, et d'en déduire quelques conséquences d'une certaine valeur.

N'ayant ni le savoir, ni la compétence nécessaires pour faire une critique complète des diverses théories exposées, nous nous sommes borné à émettre des doutes sur certaines hypothèses qui nous paraissaient impuissantes à expliquer des faits d'expérimentation.

Néanmoins nous nous sommes rallié à la théorie[1] de la contraction autonome des vaisseaux (émise par MM. Legros

[1] M. le professeur Goltz croit ne pas pouvoir adopter cette théorie, qui serait, selon lui, en contradiction avec des faits d'ordre physique. Voir l'appendice.

et Onimus), bien que les conclusions résultant immédiatement de nos expériences soient en désaccord sur quelques points avec les travaux de ces physiologistes distingués. Cette théorie nous paraît le mieux expliquer, dans l'état actuel de la science, les faits physiologiques et pathologiques.

Du reste, les travaux si importants de MM. Legros et Onimus[1], ceux de M. Peter[2], qui, se basant sur l'autonomie du système vasculaire, a envisagé sous un nouveau jour les maladies du cœur, ont déjà montré tout le profit que pourraient retirer la pathologie et la thérapeutique de la théorie de la contraction autonome des vaisseaux. Aussi avons-nous jugé inutile de tirer des déductions pathologiques ou thérapeutiques de notre travail.

Nous ne saurions terminer ces quelques lignes sans remercier en premier lieu notre savant professeur M. le docteur Goltz, qui a bien voulu mettre son laboratoire à notre disposition, et nous guider dans nos premiers essais d'expériences sur un sujet qu'il a particulièrement étudié et enrichi de nombreuses découvertes. Nous présentons aussi nos sincères remercîments à MM. les docteurs Tiegel et Gergens, dont le concours nous a été si utile en maintes circonstances.

[1] Legros, *Des tissus érectiles*. Paris, 1866.

Legros et Onimus, *Contraction des muscles de la vie végétative* (*Journal d'anat.*, 1869).

Legros et Onimus, *De la contraction aut. des vaisseaux sanguins* (*Journal d'anat.*, 1858).

Legros, *Des nerfs vaso-moteurs*. Paris, 1872.

Legros et Onimus, *Traité d'électricité médicale*, Paris, 1871.

Onimus, *Des congestions actives*. Paris, 1875.

[2] Peter, *Clinique médicale*, t. I, Paris, 1874.

HISTORIQUE.

Jusqu'à ces derniers temps il était admis par tous les physiologistes que l'irritation du bout périphérique d'un nerf mixte rachidien produisait une constriction des vaisseaux du membre correspondant.

Dogiel[1], le premier, en 1871, remarqua que l'électrisation du bout périphérique, du nerf sciatique ou du nerf crural chez des animaux curarisés déterminait une accélération du courant sanguin; toutefois cet auteur semble ne pas avoir compris toute la portée du fait qu'il mentionnait et il finissait par partager l'opinion des auteurs qui l'avaient précédé; aussi son travail passa-t-il inaperçu et ce sont les remarquables travaux de M. Goltz qui appelèrent l'attention du public scientifique sur une question qui paraissait jugée définitivement.

Dans un premier mémoire[2] (1874), Goltz publia de nombreuses expériences dont les résultats démontraient que l'irritation électrique, chimique ou mécanique, du bout périphérique du nerf sciatique, produisait une dilatation des vaisseaux du membre inférieur correspondant, une élévation de température quelquefois précédée d'un léger abaissement de très-courte durée. De plus, Goltz considérait la dilatation vascu-

[1] Dogiel, *Ueber den Einfluss des Nervus ischiaticus und des Nervus cruralis auf die Circulation des Blutes in den unteren Extremitæten* (*Pflüger's Archiv*, 1871-1872, p. 130 et suiv.).

[2] Goltz, *Ueber gefæsserweiternde Nerven* (*Pflüger's Archiv*, 1874, p. 174-197).

laire produite par la section du nerf comme un effet actif de fibres vaso-motrices dilatatrices, et non, comme l'admettent les auteurs, une simple paralysie par suite de la section des nerfs vaso-moteurs constricteurs.

La même année, MM. Putzeys et Tarchanoff[1] concluaient de leurs expériences faites dans le laboratoire de M. Goltz, que l'irritation périphérique des nerfs mixtes rachidiens provoque un resserrement des vaisseaux du membre correspondant.

Dans un mémoire lu au congrès de Bruxelles (1874), MM. les professeurs Masius et Varlair, se basant sur leurs propres expériences, admettaient que l'irritation électrique ou mécanique du nerf sciatique détermine dans la presque totalité des cas et en général immédiatement un effet vaso-dilatateur.

Goltz[2] (1875), dans un nouveau mémoire, répondit aux diverses objections qui lui avaient été faites et apporta à l'appui de ses premières conclusions les résultats de nouvelles expériences.

Après MM. Vulpian[3], Böthling[4] (dans quelques-unes de ses expériences), qui ont obtenu des résultats opposés à ceux de Goltz, M. Ostroumoff[5] a publié tout récemment qu'il a toujours observé une constriction des vaisseaux à la suite de l'irritation électrique du bout périphérique du sciatique, que les animaux fussent curarisés ou non. Cet auteur a irrité le

[1] Putzeys et Tarchanoff, *Ueber den Einfluss des Nervensystems auf den Zustand der Gefæsse* (*Dubois Reymond's und Reichert's Archiv*, 1874).

[2] Goltz, mit Mitwirkung von Treusberg und Gergens, *Ueber Gefæsserweiternde Nerven* (*Pflüger's Archiv*, 1875).

[3] Vulpian, *Leçons sur l'appareil vaso-moteur*, 1875.

[4] Nicolaï Böthling, *Beitræge zur Kenntniss der Gefæssnerven* (aus den *Med. Jahrbüchern*, I. Heft, 1876).

[5] Ostroumoff, *Versuche über die Hemmungsnerven der Hautgefæsse* (*Pflüger's Archiv*, 3 mars 1876).

nerf frais; il prétend que les résultats de Goltz dépendent de ce que l'irritation portait sur un nerf sectionné quelques jours auparavant.

On verra que nous avons obtenu une dilatation vasculaire en expérimentant sur des nerfs fraîchement préparés; c'est à d'autres causes qu'il faut rapporter les effets en apparence contradictoires obtenus par les différents auteurs et par nous-même[1].

[1] M. Lépine a aussi cherché la raison des résultats différents obtenus par l'irritation du bout périphérique du nerf sciatique sectionné; il croit que l'on peut observer une élévation de quelques dixièmes à 2 degrés, si l'animal en expérience a les pattes froides; dans le cas contraire on observerait toujours une constriction (*Société de biologie*, séance du 3 mars 1876, *Compte rendu du mouvement médical*, 11 mars 1876).

Nous ne croyons pas que ce soient là les véritables causes des résultats différents obtenus par quelques auteurs; il est toutefois évident que, plus la température de la peau de l'animal sera basse, plus l'élévation consécutive à une irritation sera grande (de 10 degrés et plus); mais une élévation de température peut encore être obtenue avec des animaux chez lesquels le thermomètre indique déjà 34°, 35° et plus au début de l'expérience et avant l'irritation. Il peut même, dans des conditions que nous indiquerons plus loin, se faire que l'on n'observe aucun abaissement même initial de la température.

Le travail de M. Lépine est actuellement en cours de publication; ses expériences ne nous semblent pas en contradiction avec notre explication de l'action vaso-motrice.

ANATOMIE[1].

En 1840, Stilling découvrit le long des parois vasculaires des fibres nerveuses qu'il appela nerfs vaso-moteurs.

Les nerfs vaso-moteurs appartiennent au système du grand sympathique, ils sortent généralement des ganglions de ce système. Le grand sympathique est constitué par deux cordons nerveux longitudinaux, l'un droit, l'autre gauche, munis de ganglions, et s'étendant de la base du crâne au coccyx; il est en relation avec les nerfs rachidiens par les *rami communicantes*, dont quelques fibres se dirigent vers la moelle par les deux racines et les autres se rendent à la périphérie. Le système sympathique entre aussi en relation avec la moelle par des fibres (racines médullaires), qui marchent de celle-ci vers le ganglion, qui, à son tour, en émet d'autres se rendant aux vaisseaux de la moelle. Outre les rameaux communiquants, les ganglions émettent d'autres fibres vaso-motrices qui se rendent soit à différents organes, soit à des vaisseaux, tels sont les nerfs grand et petit splanchniques. Les vaisseaux peuvent donc recevoir des fibres émanées de deux sources, des rameaux communiquants et des nerfs sympathiques nés de la chaîne ganglionnaire principale.

[1] Nous avons puisé de nombreux renseignements dans les ouvrages de MM. Vulpian, Legros et Onimus; pour la description histologique des vaisseaux, nous avons pris pour guide les travaux de MM. Cornil et Ranvier.

Les nerfs vaso-moteurs sont composés de deux sortes de fibres: centripètes et centrifuges. Avant de se terminer dans les différents organes auxquels ils sont destinés, ils se mettent en rapport avec un certain nombre de ganglions, dont nous étudierons la disposition spéciale dans les vaisseaux. Rappelons d'abord en quelques lignes la structure des éléments anatomiques, qui permettent aux nerfs vaso-moteurs de modifier le calibre de l'appareil vasculaire.

Artères.

Les artères possèdent trois tuniques: interne, moyenne, externe.

La tunique interne comprend deux parties: 1° la couche épithéliale, 2° la couche mince reposant sur la tunique moyenne, formée par des cellules plates, irrégulièrement étoilées contenant des noyaux plats, et par une substance fibrillaire à direction longitudinale. Sur les petites artères cette couche est très-mince.

La tunique moyenne est composée de lames et de fibres élastiques s'anastomosant et formant un système continu, entre lesquelles sont contenues les fibres musculaires lisses à direction transversale; quelques artères possèdent aussi des fibres musculaires à direction longitudinale, elles se trouvent alors principalement dans la tunique externe (artères ombilicale, splénique, dorsale du pénis, et, d'après Remak, crosse aortique, aorte thoracique, etc.). Du côté de la tunique interne, la tunique moyenne est limitée par une lame élastique, épaisse, festonnée sur les coupes transversales. Dans les petites artères la tunique moyenne est formée par des cellules musculaires disposées en travers les unes à côté des autres, de manière à constituer une membrane continue. Les fibres musculaires sont d'autant plus nombreuses que les artères sont plus petites, le tissu élastique domine au contraire dans les gros troncs et tend à disparaître dans les petits.

La tunique externe est parcourue par des vaisseaux artériels, capillaires, veineux et lymphatiques, par des faisceaux de tissu conjonctif ordinairement très-fins à direction générale longitudinale dans les petites artères.

Ercolani[1] a découvert une disposition anatomique spéciale aux artères de la verge : « Dans la tunique musculaire de ces artères, dit-il, on peut distinguer deux couches, l'une est plus épaisse et formée par des fibres musculaires, circulaires avec leur convexité tournée vers la membrane externe et leur concavité du côté de la tunique interne du vaisseau, comme dans les artères ordinaires. L'autre, moins épaisse, est intérieure, elle suit les inflexions ou replis de la couche interne des artères; elle est représentée par des fibres musculaires qui ont leur convexité tournée vers la paroi intérieure et leur concavité vers la paroi externe. »

Capillaires.

Les capillaires sont formés par des cellules plates soudées par leurs bords. Ils sont entourés de tissu conjonctif fasciculé, réticulé, ou sont contenus dans des espaces lymphatiques. Les cellules des capillaires seraient douées de mouvements sarcodiques, et par conséquent contractiles. Stricker[2] a vu les capillaires des têtards et ceux de la membrane nictitante de la grenouille se retirer ou former des saillies qui disparaissaient ensuite.

[1] Ercolani, *Dei tessuti et degli organi erettili.* Bologne, 1869, et *Journal d'anat et de phys.*, 1869.

[2] D'après Eberth et Vulpian.

Veines.

Les veines possèdent, comme les artères, trois tuniques, toutefois moins bien délimitées. Elles ne possèdent pas la même structure dans tout l'organisme.

« La tunique interne est tapissée par des cellules épithéliales plates, polygonales et plus courtes que celles des artères. La tunique interne proprement dite est composée de cellules plates séparées par une substance fibrillaire.

« La tunique moyenne commence par des fibres ou des lames élastiques circulaires, et de ce premier plan partent des fibres qui forment un réseau, c'est dans ce réseau que sont disposées des fibres musculaires lisses et des faisceaux de tissu conjonctif. La ligne de démarcation entre la tunique moyenne et l'externe n'est pas nettement accusée, mais il convient de considérer comme tunique moyenne toute la partie de la veine qui contient des fibres musculaires, et nous dirons que les veines qui n'en contiennent pas (sinus de la dure-mère, veines sous-clavières, de la rétine) ne possèdent pas de tunique moyenne.

« Dans les veines de gros et de moyen calibre, la charpente élastique forme au voisinage de la tunique interne un réseau serré qui devient de plus en plus lâche, à mesure qu'on se rapproche de la tunique externe, où les fibres élastiques se confondent avec celles de cette dernière. Les fibres musculaires ont dans cette tunique une direction longitudinale ou transversale, suivant les vaisseaux que l'on considère. C'est ainsi que la veine cave inférieure, la veine porte et les veines rénales présentent des fibres circulaires intimes et des fibres longitudinales externes; la veine crurale et la poplitée possèdent une couche interne longitudinale; la musculature est plus compliquée encore sur les veines saphènes; on y remarque une première couche longitudinale interne, puis une série de couches transversales et longitudinales superposées; par contre, les veines du cou ne présentent que quelques fibres musculaires, disséminées, situées dans les premières mailles élastiques au-dessous de la tunique interne. Les valvules des veines sont extrêmement minces, elles sont formées par une duplicature de la tunique interne, soutenue par quelques fibres élastiques et de tissu conjonctif.

« Les *vasa vasorum* se montrent dans les veines partout où il y a du tissu conjonctif fasciculé, ils pénètrent dans l'épaisseur de la couche moyenne[1]. »

Après la découverte de Stilling, Kölliker, Lister, Robin et Ordonez, Luschka, Gimbert[2] ont suivi les vaso-moteurs sur de fines ramifications artérielles, et constaté qu'en quelques points l'on y trouve des cellules nerveuses formant quelquefois par leur agglomération de petits ganglions, et que les fibres nerveuses y étaient réduites à l'état de fibres de Remak. Pour Klebs et Beale, les vaso-moteurs se termineraient par un réseau terminal intercellulaire avec renflements ganglionnaires aux points d'intersection. Frankenhäusen[3] croit que les fibrilles nerveuses aboutissent au nucléole des fibres cellules.

Arnold[4] décrit autour des vaisseaux des tubes nerveux minces entourés de myéline et des fibres sans moelle accompagnées de noyaux. Pour lui, ces fibres forment un premier réseau muni de cellules ganglionnaires, d'où partent d'autres

[1] Cornil et Ranvier, *Traité d'histologie pathologique*, t. II. 1873.

[2] Gimbert, *Structure et texture des artères* (*Thèse de Paris*, 1865).

[3] Frankenhausen, *Die Nerven der Gebærmutter und ihre Endigung in den glatten Muskelfasern*, 1867.

[4] Arnold, *Das Gewebe der organischen Muskeln*, 1869.

fibres, qui se ramifient au-dessus de la tunique musculaire en formant un plexus, où les tubes nerveux sont dépourvus de myéline et les points d'intersection munis de cellules nerveuses. De ce deuxième réseau partiraient de nouvelles fibres pour former un nouveau plexus intra-musculaire qui, finalement, enverrait des fibres terminales renflées dans les fibres cellules. Ces données ont été confirmées en 1870 par M. Henocque[1]. MM. Krause[2], Frey, Engelmann, Legros[3], Sappey (communication orale faite à M. Vulpian) n'ont pu retrouver la disposition indiquée par Arnold et Henocque.

Tomsa[4] a décrit dans les capillaires : un plexus externe présentant des noyaux et renflements nucléiformes, points de départ de nouvelles fibres qui, après s'être anastomosées, pénètrent dans la paroi des capillaires où il n'aurait pu s'assurer de leur terminaison soit dans les noyaux, soit dans la substance protoplasmique des cellules.

La question de la terminaison des vaso-moteurs dans les vaisseaux n'est donc pas encore complétement élucidée; toutefois l'existence dans les parois vasculaires de plexus nerveux assez analogues à ceux d'Auerbach et de Meissner dans les parois intestinales, et celle de ganglions périphériques situés sur le trajet des nerfs vaso-moteurs, et pouvant jouer le rôle de centres nerveux par rapport aux vaisseaux (Goltz, Vulpian, etc.), sont clairement démontrées. Les deux plexus situés en dehors du tissu musculaire ont été vus par tous les anatomistes, le plexus intra-musculaire n'est admis que par

[1] Hénocque, *Du mode de distribution et de terminaison des nerfs dans les muscles lisses* (*Thèse de Paris*, 1870).

[2] Krause, *Die Nervenendigung in den glatten Muskeln* (*Centralblatt*, 1870). Cet auteur croit que les fibres nerveuses vaso-motrices se termineraient par des plaques situées en dehors des fibres-cellules.

[3] Legros, *Des nerfs vaso-moteurs*, 1873.

[4] Tomsa, *Nerven der Blutgefœsscapillaren* (*Centralblatt*, 1869).

quelques auteurs. Du rapport des vaso-moteurs avec les muscles lisses des vaisseaux naît la contractilité vasculaire que nous allons étudier à présent.

Contractilité.

La contractilité des vaisseaux est aujourd'hui admise par tous les physiologistes, elle concourt avec l'élasticité à transformer le courant intermittent venu du cœur en courant continu et règle les circulations locales. Les preuves de la contractilité nous sont fournies par les excitations directes (agents mécaniques, chimiques, électricité), par les contractions rhythmiques et le tonus vasculaire. Sénac[1], au siècle dernier, et quelques autres physiologistes après lui, faisaient jouer à la contractilité un rôle important dans la circulation ; ils admettaient des contractions rhythmiques capables de venir en aide à celles du cœur et de modifier le mouvement du sang. Actuellement, presque tous les physiologistes, quoique certains d'entre eux pensent que la contractilité soit capable de causer des modifications dans les circulations locales, lui refusent toute influence importante sur la propulsion du sang[2]. Dernièrement, MM. Legros et Onimus[3], et, après eux, Cochy-

[1] Senac, *Traité de la structure du cœur*, 1777.

[2] Nous reviendrons plus longuement sur cette question quand nous discuterons si les mouvements péristaltiques des vaisseaux diminuent ou font progresser le courant sanguin.

[3] Legros, *Des tissus érectiles*, 1866.

— *Des nerfs vaso-moteurs*, 1873.

Legros et Onimus, *Contraction des muscles de la vie végétative* (*Journal d'anat.*, 1869).

Legros et Onimus, *De la contraction autonome des vaisseaux sanguins* (*Journal d'anat.*, 1868).

Legros et Onimus, *Traité d'électricité médicale*, 1872.

Onimus, *Des congestions actives et de la contraction autonome des vaisseaux*, 1874.

Moncan[1] et quelques autres physiologistes, frappés de la parenté tant anatomique que physiologique des vaisseaux sanguins avec les autres tubes organiques à fibres lisses, urétère, œsophage, intestins, etc., crurent devoir aussi admettre pour eux des mouvements péristaltiques qui expliqueraient les effets vasculaires normaux ou pathologiques produits par les nerfs vaso-moteurs. Cette hypothèse paraît d'autant plus fondée que, chez divers animaux inférieurs et même supérieurs, l'existence de pareils mouvements est facile à constater[2].

« Chez les annélides on voit parfaitement la contraction autonome des artères, et l'on peut très-facilement distinguer les dilatations et les rétrécissements qui se succèdent en un même point de l'artère. Ces contractions ne se voient pas seulement dans le vaisseau dorsal des annélides, que l'on assimile à un cœur, mais dans tous leurs vaisseaux ; les valvules facilitent le cours du sang et lui imposent une direction centrifuge. En réalité, ces animaux n'ont pas de cœur; ils ont des artères douées de contractions autonomes. Examinant au microscope un fragment du vaisseau dorsal du *Dysticus marginalis*, Taine (1861) constate des contractions rhythmiques qui durent pendant plus d'une demi-heure. Chez le *Naïs filiformis*, les contractions des artères sont très-visibles, et on les voit, débutant à l'une des extrémités, s'étendre progressivement jusqu'à l'autre et imiter le mouvement péristaltique des intestins.

« Lorsque, chez une grenouille, on examine la circulation de la membrane interdigitale, on constate, au moment où on arrête le cœur, que le sang, tout en diminuant de vitesse, continue pendant quelques instants à progresser régu-

[1] Cochy-Moncan, *De l'influence des courants électriques sur la circulation* (*Thèse de Paris*, 1870).

[2] Le cœur, manquant chez l'amphioxus, la circulation est obtenue par la contraction de nombreuses dilatations vasculaires et par mouvements péristaltiques. V. pour plus de détails : Gegenbaur, *Anat. comparée*, p. 781.

lièrement; puis on voit distinctement apparaître des saccades et des oscillations, qui sont dues à la contractilité des artérioles[1]. Au début des inflammations, et chaque fois qu'il y a un obstacle dans les capillaires, on voit ces contractions augmenter.

« Chez l'homme, lorsque l'artère centrale de la rétine est obturée par un caillot, on voit, à l'aide de l'ophthalmoscope, les artères qui établissent une circulation collatérale, avoir des mouvements péristaltiques très-prononcés.

« Ces mouvements s'observent même dans un œil parfaitement sain, principalement lorsqu'on fait agir sur le ganglion cervical supérieur un courant continu de 14 à 16 éléments. On voit alors parfaitement une succession de dilatations et de contractions des artères du fond de l'œil.

« Enfin, j'ai pu voir à l'œil nu, sur un animal, les contractions péristaltiques des vaisseaux, telles que je les ai décrites. Sur un chien, au moment du rut, j'avais mis à nu une artère du périnée, on voyait de faibles pulsations artérielles; mais si l'on faisait approcher une chienne et si l'érection survenait, on voyait cette artère agitée de pulsations d'une force inusitée et présentant des mouvements alternatifs de constriction et de relâchement.

« En examinant attentivement ce qui se passe sur des canaux dont la texture présente une grande analogie avec celle des artères, on observe constamment des mouvements péristaltiques. Ces contractions rhythmiques ont été vues sur les urétères, les conduits biliaires, etc. Dans les vaisseaux lymphatiques nous n'avons pas l'impulsion d'un organe central, qui vient compliquer le phénomène, et l'observation directe

[1] Nous avons souvent observé dans le cours de nos expériences de pareilles saccades et oscillations. Dernièrement chez des grenouilles, auxquelles nous avions lié le bulbe aortique, la circulation capillaire était encore active chez une et lente chez deux autres une heure après l'opération.

suffit pour constater le fait. Arnold Heller[1] a reconnu que chez les cobayes, les vaisseaux lymphatiques possèdent un mouvement rhythmique spécial, qui présente un type indépendant de tous les autres mouvements rhythmiques de l'organisme. Il a compté 10 pulsations par minute, tandis qu'il a trouvé 40 mouvements respiratoires et 120 pulsations artérielles. M. Philippeaux a répété les expériences d'Arnold Heller, et il a vu des faits semblables : la contraction faisait souvent disparaître complétement le vaisseau; puis le calibre primitif se rétablissait un peu moins rapidement pour s'effacer de nouveau au bout de quelques instants. M. Philippeaux a noté 15 à 20 de ces pulsations par minute (*Archives de physiologie*, 1869). M. Robin cite également une expérience de Chauveau dans laquelle la contraction péristaltique des chylifères aurait été constatée[2]. »

Chez la plupart des céphalopodes, il existe à la base des branchies sur les artères branchiales des régions contractiles (cœurs branchiaux), dont la nature musculaire, signalée par Milne-Edwards, a été démontrée histologiquement par Hessling. Leurs pulsations énergiques sont faciles à observer sur des animaux vivants. Plusieurs portions du système vasculaire des céphalopodes paraissent être contractiles[3].

Chez différents vertébrés on voit aussi des mouvements rhythmiques dans les terminaisons des veines caves et pulmonaires, ils précèdent immédiatement chaque systole du cœur. L'artère médiane de l'oreille du lapin présente un mouvement de systole et de diastole, signalé pour la première fois par Schiff. Loven[4], puis Riegel ont observé des mouvements rhythmiques sur l'artère saphène du lapin. Les artères

[1] Arnold Heller, *Centralblatt für die med. Wiss.*, 1869.

[2] Legros, *Des nerfs vaso-moteurs*, p. 91 et suiv.

[3] D'après Gegenbaur, *Anat. comparée;* traduction française de Carl Vogt, 1874.

[4] Loven, *Arbeiten aus der physiol. Anstalt zu Leipzig*, 1866.

de la membrane interdigitale des grenouilles, l'artère axillaire de la torpille, le bulbe aortique des poissons, les veines de l'aile de la chauve-souris présentent les mêmes phénomènes. En 1833, Flourens, dans un mémoire sur la force de contraction propre des veines principales dans la grenouille, s'exprimait ainsi : « La veine cave postérieure de la grenouille bat par une force propre. Il en est de même des veines caves antérieures, des iliaques, des pulmonaires, des axillaires, etc. Les autres veines sont ou privées de battements ou trop petites pour que l'on puisse les y observer. Enfin, le battement actif et propre de ces veines principales est essentiellement distinct du battement passif et communiqué de ces mêmes veines dans les animaux à sang chaud ou du pouls veineux de ces animaux. Dans la grenouille, comme dans la plupart des animaux à sang froid, les artères n'ont pas de battements sensibles. (Dans les poissons, il y a un battement partiel ou borné à l'artère qui sort du cœur) [1]. »

D'après Flourens, ce serait Haller qui, le premier, aurait remarqué les battements des veines de la grenouille.

Les amphibies possèdent des cœurs lymphatiques.

Colin[2] a constaté des contractions rhythmiques sur les lymphatiques du mésentère chez le bœuf, Heller chez le cabiai; ces contractions peuvent même être excitées par la galvanisation.

Diverses expériences faites sur l'homme semblent aussi indiquer que les parois vasculaires sont douées de certains mouvements actifs; c'est ainsi que Kölliker, selon Colin et Milne-Edwards, aurait constaté que les veines d'un membre séparé du corps expulsent leur contenu et prennent l'aspect de cordons blanchâtres par l'électrisation induite. Goltz et Thiry[3]

[1] Flourens, *Annales des sciences nat.*, 1833.

[2] Colin, *Annales des sciences nat.; zoologie*, 1863.

[3] Küss et Duval, *Physiologie*, 2e éd., 1873.

auraient aussi attribué à un mécanisme analogue aux mouvements péristaltiques l'évacuation des artères après la mort. Goltz, du reste, pense que la tonicité nerveuse des vaisseaux est une condition indispensable dans le mouvement du sang[1]. Legros affirme encore que Bezold admet parfaitement une force hémodynamique, due à une sorte de mouvement péristaltique des parois vasculaires. Plusieurs physiologistes se seraient assuré des contractions rhythmiques des lymphatiques humains après la décapitation[2]. On peut encore, à l'appui de la circulation autonome chez l'homme, citer la circulation de l'*area vasculosa* de l'embryon et peut-être celle des fœtus doubles dont l'un est privé de cœur.

Récemment M. Mosso[3], étudiant la circulation artificielle dans des reins extraits de la cavité abdominale, a vu, après avoir introduit une canule dans l'artère rénale et une autre dans la veine, que le sang défibriné poussé dans le rein n'y pénètre pas aux premiers moments, ce n'est qu'après un certain temps qu'il commence son mouvement, et que la rapidité de son cours est plus grande ou plus petite, selon les modifications de volume de l'organe. La pression et la qualité du sang, la température, la position et la forme de l'écoulement restant constants, la vitesse du courant et la forme de l'organe subissaient des modifications. La circulation artificielle prolongée produit une contraction des vaisseaux, un arrêt d'une demi-heure produit au contraire un relâchement. C'est aux mouvements des petits vaisseaux que l'auteur croit pouvoir attribuer la cause des oscillations du courant et du volume des reins extirpés du corps. Le même auteur a vu que de faibles doses de chloral, de nicotine ou d'atropine

[1] D'après Legros, *Des nerfs vaso-moteurs*, p. 94.

[2] Beaunis, *Physiologie*, 1875.

[3] Dr Mosso, *Sopra alcune nuove proprietà delle pareti dei vasi sanguigni* (Analyse in *Annali universali di medicina*, février 1876).

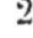

diminuaient le volume du rein et le courant sanguin; de fortes doses produisaient un effet contraire. Des expériences faites sur le foie dans les mêmes conditions lui ont donné des résultats semblables.

Les résultats des expériences entreprises par Legros et Onimus[1] démontrent clairement l'action propre de la paroi contractile des vaisseaux sur le cours du sang.

Dans une première série d'expériences ils examinaient la circulation périphérique après la suppression de l'action du cœur sur un cochon d'Inde (exp. VIII); après avoir ouvert l'abdomen et placé un fragment du péritoine sous le microscope, ils coupèrent en travers la carotide gauche et laissèrent l'animal mourir d'hémorrhagie. Ils remarquèrent pendant ce temps que la circulation dans les artérioles se ralentissait, que le sang y arrivait en moindre quantité, puis que les artères se rétrécissaient considérablement et qu'après l'arrêt du cœur on les voyait encore se contracter à de rares intervalles pour chasser le sang qu'elles renfermaient.

Dans une seconde série d'expériences ils étudiaient la circulation périphérique, après avoir diminué l'action du cœur par le chloroforme, l'alcool ou la digitaline et coupé l'un des sympathiques au cou. Dans ces conditions ils voyaient toujours la température s'équilibrer entre les deux côtés, ou s'ils notaient une différence, elle était en faveur du côté sain.

Dernièrement Onimus[2] a fourni de nouveaux arguments en faveur de l'indépendance relative de la circulation; il a en même temps rappelé d'anciennes expériences faites en commun avec Legros. Les lignes suivantes contiennent une réfutation victorieuse de l'opinion soutenue par Vulpian, Donders, van der Becke Callenfells, Milne-Edwards, que les mouvements rhyth-

[1] Onimus et Legros, *Traité d'électricité médicale*, 1872.

[2] Onimus, *Des congestions actives et de la contraction autonome des vaisseaux*, 1874.

miques seraient plutôt une condition de retard qu'une cause d'accélération de la circulation. « Personne ne conteste, » dit M. Onimus, « que l'appareil musculaire des vaisseaux est des plus puissants, mais le plus qu'on accorde à ces fibres musculaires comme travail actif sur la progression du sang est un effet analogue à celui de l'élasticité des parois des grosses artères. La contractilité des vaisseaux ne servirait ainsi qu'à remplacer peu à peu l'élasticité et à transformer comme elle le mouvement saccadé du sang en un mouvement continu.

« Ce serait là l'action normale des parois musculaires, ce qui constitue d'ailleurs ce que l'on a appelé le tonus vasculaire. Or, un premier point important à noter est, que tous les auteurs sont d'accord pour admettre que ce tonus contribue à pousser le sang au travers des capillaires jusque dans les veines. « L'artère étant constamment en demi-resserrement, par l'état permanent de demi-contraction des fibres musculaires de sa tunique moyenne, toutes les fois qu'elle reçoit une ondée sanguine elle se laisse d'abord distendre; mais dès que la diastole cardiaque a succédé à la systole, le vaisseau tend à revenir à son état antérieur de demi-contraction; il presse sur le sang et le fait progresser vers la périphérie, remplaçant de la sorte l'élasticité et concourant comme elle à transformer le mouvement saccadé du sang en un mouvement continu avec renforcement[1]. » Ainsi, voilà qui est admis: la demi-contraction des parois vasculaires fait progresser le sang vers la périphérie; nous ajouterons ces deux autres propositions complémentaires: plus la contraction sera répétée et énergique, plus la progression sera facilitée; en second lieu, la contractilité a un rôle bien plus actif et plus indépendant que celui de l'élasticité. Celle-ci est une force purement passive, tou-

[1] Vulpian, *Leçons sur l'appareil vaso-moteur*, p. 325.

jours la même, qui est complétement dépendante de la pulsation sanguine, et s'il est permis d'invoquer la raison logique des choses, on comprend aisément qu'il en soit ainsi ; près du cœur, en effet, toute autre action eût pu être nuisible et contrecarrer son effet utile. D'ailleurs, des fibres musculaires dans les parois de l'aorte n'ont aucune raison d'être, car l'ondée sanguine n'a pas besoin encore d'un surcroît de propulsion, et ces muscles, alors même que leur contraction serait toujours régulière, agiraient moins efficacement que du tissu élastique, pour rendre aussitôt après et avec une intensité égale une partie de la force qui a été dépensée au moment de la systole cardiaque.

« Mais à mesure que le sang arrive vers la périphérie il perd de sa vitesse, et dans les organes éloignés du cœur, ou bien dans ceux où la pesanteur agit en sens opposé du cours artériel, il faut nécessairement un renfort de force de propulsion. D'un autre côté, selon les besoins physiologiques de tel ou tel organe, il faut par moments un surcroît de circulation ; c'est alors qu'intervient la contraction des vaisseaux, cette force active plus ou moins intense et qui, dans tous les cas, peut se modifier selon les impressions réflexes. Le cœur est un organe aveugle qui pourvoit aux besoins généraux de la circulation et qui ne peut venir en aide aux phénomènes isolés qui se passent dans l'organisme; c'est aux vaisseaux de chaque organe qu'est dévolu le pouvoir de modifier la circulation selon l'acte à accomplir. Il y a une preuve anatomique plus forte que tous les raisonnements et qui, à elle seule, suffirait pour montrer que les fibres musculaires des vaisseaux servent à faciliter le cours du sang. Dans tous les tissus où l'action du cœur est beaucoup diminuée, les parois des vaisseaux sont les plus riches en fibres musculaires (vaisseaux ombilicaux, rate, tissus érectiles). Il en est de même pour les vaisseaux de la tête, où le courant sanguin marche contre les lois de la pesanteur. Il y a plus encore : dès qu'une veine a un rôle plus actif, ses parois renferment des fibres musculaires très-abondantes ; c'est ainsi que la veine cave inférieure et la veine porte sont très-riches en muscles. Vraiment, nous ne comprenons plus la raison d'être de ces fibres musculaires si elles doivent uniquement remplacer le tissu élastique ou si elles n'ont d'autres usage, par leur contraction, que de modérer le cours du sang.

« On peut, il est vrai, nous objecter que l'on admet parfaitement l'action des muscles vasculaires sur la progression du sang, mais que cette action se réduit au tonus vasculaire. Nous répondrons que le tonus vasculaire n'est, après tout, qu'une des conséquences de la contractilité, et si une demi-contraction aide le cours du sang vers les capillaires, une contraction entière agira encore plus puissamment. Nous allons, d'ailleurs, essayer de montrer qu'il y a plus qu'un simple tonus.

« Le tonus[1] de toute fibre est le résultat d'une action permanente, amenant un certain degré de contraction ; mais cette contraction maintient le muscle dans un état d'immobilité constante, c'est-à-dire qu'à moins d'excitation ou de dilatation forcée, les fibres musculaires restent dans le même degré de raccourcissement. Il n'y a pas, dans le tonus comme dans les contractions, une alternative de repos et de resserrement de la fibre musculaire. Voici un tube musculaire ; si l'on distend ce tube il y aura aussitôt après sollicitation ou resserrement par le tonus, mais ce resserrement obtenu tout restera immobile, l'action utile du tonus sera obtenue et le calibre du tube sera maintenu plus étroit. Pour que le tonus puisse de nouveau s'exercer, il faudra une impulsion nouvelle qui sera

[1] Goltz est en désaccord avec Onimus à propos du mode d'action et de la signification du tonus vasculaire. Voir pour plus de détails : *Virchow's Archiv*, Band 29 : *Ueber den Tonus der Gefæsse und seine Bedeutung*.

obligée de dépenser une certaine force pour dilater les fibres musculaires; mais si cette impulsion n'est point donnée, il n'y aura plus d'influence du tonus. En un mot, le tonus n'agit qu'une seule fois, et cela immédiatement après la dilatation; c'est absolument un ressort, et il n'y a sous ce rapport aucune différence avec l'élasticité.

« Ainsi, en ouvrant une artère périphérique, ou mieux en liant l'aorte et en ouvrant les veines, l'élasticité d'abord, puis le tonus vasculaire, chassent le sang et font que les vaisseaux sont absolument exsangues. Mais cela fait, l'action de l'élasticité et celle du tonus sont épuisées, et si ces deux forces seules étaient en jeu, une nouvelle quantité de liquide introduite dans les artères, sans déterminer de dilatation, ne devrait plus recevoir de mouvement de propulsion. C'est en effet ce qui a lieu si la contractilité artérielle est disparue; mais, par contre, aussi longtemps que celle-ci est conservée, le liquide introduit dans les artères passe dans les capillaires, et de là revient par les veines. Nous avons fait ces expériences il y a déjà plusieurs années, et nous avons vu chez des chiens et chez des lapins, qu'en liant l'aorte abdominale et en introduisant une canule communiquant, au moyen d'un tube de caoutchouc, avec un vase renfermant du lait chaud, le lait, au bout de deux à trois minutes, revenait par les veines, et cela pendant plus d'une demi-heure. Il faut noter que, dans ce cas, le lait qui arrive dans l'aorte n'a aucune pression, car il coule uniquement du vase situé à deux décimètres au-dessus de l'aorte, ce qui équivaut à peine à une pression de deux millimètres de mercure. Il n'y a donc aucune dilatation possible des artérioles, et par conséquent ni l'élasticité ni le tonus vasculaire ne peuvent intervenir, puisque ceux-ci sont à l'état de repos et qu'ils n'entrent en jeu qu'à la suite de la dilatation produite par un excès de tension. Si donc le lait passe des artérioles dans les capillaires et des capillaires dans les veines, il faut nécessairement qu'il existe une force autre que le simple tonus, et cette force est la contractilité des vaisseaux qui persiste quelque temps encore et qui, continuant à s'exercer par des mouvements alternatifs de dilatation et de resserrement, favorise la progression du liquide[1]. »

On a encore objecté à la théorie autonome que les contractions rhythmiques observées chez le lapin ou chez d'autres animaux ne concordaient pas avec les contractions cardiaques, qu'elles étaient irrégulières et incertaines; M. Legros a déjà répondu à cette objection en exposant comment il comprenait les contractions autonomes des vaisseaux : « A la suite du choc déterminé par la contraction cardiaque, il survient, » dit-il, « une dilatation des artères; dans les grosses artères, c'est évidemment la tunique élastique qui, brusquement écartée, revient sur elle-même et réagit sur le sang; mais dans les petites artères, où le tissu élastique manque, ce sont les parois qui, distendues, se contractent sous l'influence de cette excitation et rétrécissent localement le calibre du vaisseau en chassant le liquide du côté des capillaires; le même phénomène se produit au delà et détermine des ondulations successives, un mouvement péristaltique. Après la contraction locale survient le repos des muscles, repos court, il est vrai, mais d'autant plus complet que la contraction a été plus forte, de sorte qu'après le rétrécissement du vaisseau arrive une dilatation plus considérable qu'avant le repos absolu; en un mot nous avons là en miniature les effets de la contraction intestinale, avec cette différence que pour les vaisseaux le mouvement est réglé par le choc du cœur[2]. »

Dans un récent ouvrage[3], Cl. Bernard accepte l'existence

[1] Onimus, *Des congestions actives*. Paris, 1874; p. 13 et suiv.

[2] Legros, *Des nerfs vaso-moteurs*, p. 83.

[3] Cl. Bernard, *Leçons sur la chaleur animale*, 1876, p. 226.

des contractions péristaltiques des vaisseaux : « Le vaisseau, » dit-il, « pendant la période de repos, n'est pas fixé dans un état immobile de demi-contraction. Il est le siége de phénomènes actifs qui modifient à chaque instant son calibre. Il n'offre pas une section invariable; des contractions fibrillaires, vermiculaires, témoignent de l'antagonisme des deux puissances qui tendent l'une à le dilater, l'autre à le resserrer. D'ailleurs on ne comprendrait pas une contraction permanente. C'est une loi physiologique absolue, que chaque élément anatomique doit se reposer après une très-courte période d'activité, et que ces alternatives d'inertie et d'action doivent se succéder rapidement. Cette loi est observée ici. L'existence de ces contractions oscillatoires a été constatée par différents observateurs, par W. John dans l'aile de la chauve-souris, par Schiff dans l'oreille du lapin et par d'autres dans la langue ou dans la membrane interdigitale de la grenouille. C'est un phénomène physiologique constant. Il est sous l'influence du système nerveux vaso-moteur. » Après avoir lu ces lignes on est étonné que l'illustre professeur du collége de France soutienne encore la théorie de l'interférence, et non celle du péristaltisme qui, selon lui, existe à l'état normal.

Dans la suite de ce travail nous aurons à nous appuyer sur la théorie autonome des vaisseaux, pour l'explication de certains faits relatifs à la physiologie des nerfs vaso-moteurs; aussi voudra-t-on bien nous excuser si nous nous sommes étendu aussi longuement sur la question des contractions rhythmiques. Nous nous sommes efforcé de prouver qu'il est parfaitement rationnel de supposer les vaisseaux doués de mouvements péristaltiques; si jusqu'à présent on n'a pas encore pu les observer sur tous les animaux, au moins ont-ils été vus sur quelques-uns. Le raisonnement et les notions physiologiques modernes sur la contractilité des parois vasculaires.nous forcent de revenir aux anciennes idées de Sénac et de Bichat, « les cœurs périphériques », sont devenus la « contraction autonome ». Les anciens, guidés par de saines observations cliniques, ont souvent trouvé la véritable explication des phénomènes physiologiques.

EXPÉRIENCES.

Dans toutes nos expériences, nous avons mis le sciatique à nu sur une longueur suffisante, généralement 8 à 10 centimètres, le bôut périphérique pouvait donc pendre facilement hors la plaie, ce qui nous permettait d'agir sur lui tout en nous tenant à une distance assez grande de la surface de la peau.

Nous avons expérimenté souvent sur des animaux dont la moelle était coupée, tantôt sur des nerfs fraîchement préparés, tantôt sur d'autres sectionnés depuis un ou plusieurs jours. Nous avons aussi opéré sur quelques animaux curarisés.

Les détails particuliers à chaque expérience seront au surplus relatés en leur lieu et place.

Quelques-uns de nos résultats peuvent aussi fournir de nouveaux arguments en faveur de l'existence de centres vaso-moteurs disséminés dans la moelle et les bouts périphériques des nerfs. L'existence de ces différents centres a été démontrée d'une manière irréfutable par les différents travaux de Goltz, puis par ceux de Vulpian et de tous les physiologistes qui ont fait des recherches récentes sur ce sujet.

La question des centres vaso-moteurs ne fait pas l'objet principal de ce travail, nous n'y reviendrons plus.

EXPÉRIENCE Ire.

Jeune chien de petite taille : la moelle avait été sectionnée le 13 décembre, et les deux sciatiques préparés et coupés le 18.

20 décembre 1875. — Température de la chambre : + 4°.

Température de la patte droite. 32.4

Température de la patte gauche 20.6

Le sciatique gauche mis à nu est saisi 22.0

et sectionné plusieurs fois; chaque section nouvelle est suivie d'une hausse de la température, qui est, après la dernière section, à . 35.6

La pulpe des orteils est manifestement rouge et chaude à gauche, pâle et froide à droite.

Température de la patte droite 25.4

On saisit le nerf sciatique droit. 25.8

et on l'irrite avec la glycérine; la température s'élève d'abord lentement, puis avec rapidité, jusqu'à 34.6

La pulpe des orteils est rouge, chaude à droite, tandis que celle de gauche est maintenant plus pâle et semble froide.

10 minutes après l'expérience: température de la patte droite 31.8

Température de la patte gauche 28.2

22 décembre. — Température de la chambre : + 7°.

La température de la patte droite était de. 36.4

peu d'instants après la sortie de l'animal d'une chambre chaude, mais elle commence à baisser 36 2

On touche alors le nerf sciatique droit avec de l'acide sulfurique, la température monte à 38.4

10 minutes après l'expérience : température de la patte droite 34.3

Dans les expériences suivantes nous avons fait usage de l'oculaire micromètre; nous avons, de plus, toujours eu soin de prendre comme points de repère quelques-unes des taches pigmentaires si nombreuses chez la grenouille; grâce à elles, il est facile de s'assurer de la dilatation ou du rétrécissement d'un vaisseau de la membrane interdigitale; elles servent aussi à contrôler les résultats obtenus avec l'oculaire micromètre, dont les divisions sont quelquefois difficiles à voir clairement; elles peuvent enfin aider à retrouver un point donné quand la préparation a été dérangée. Nous avons expérimenté sur des grenouilles curarisées ou dont la moelle avait été sectionnée la veille.

Du 23 décembre 1875 au 10 janvier 1876.

EXPÉRIENCE II.

Grenouille dont la moelle a été sectionnée la veille.

	Cent. de mm.
Avant la section du sciatique droit.	4.0
Après — — — —	6.0
Irritation avec la glycérine	10.0
La membrane interdigitale est très-injectée.	
4 heures après	5.0
Avant la section du sciatique gauche	3.5
Après — — — —	4.0
Irritation avec la glycérine	4.0
La circulation se ralentit, puis s'arrête.	
Un quart d'heure après	3.0

EXPÉRIENCE III.

Grenouille dont la moelle a été sectionnée la veille.

Avant la section du sciatique droit	11.0
Après — — — —	12.0

On aperçoit de nombreux capillaires invisibles auparavant.

Deux taches pigmentaires, qui nous servaient de points de repère, et dont les extrémités seules débordaient les parois du vaisseau, sont vues presque entièrement sur le vaisseau.

Nouvelle section : la circulation s'active.

Irritation avec la glycérine	12.0

La dilatation semble un peu plus forte.

Avant la section du sciatique gauche	5.5
Après — — — —	

La circulation est très-active, les points de repère difficiles à prendre.

Nouvelle section, puis irritation avec la glycérine; nous n'observons aucune constriction. Les vaisseaux semblent plutôt dilatés.

Nous devons ici tenir compte de la dérivation du sang à droite, par suite de l'irritation du sciatique droit.

EXPÉRIENCE IV.

Grenouille dont la moelle a été sectionnée la veille.

Avant la section du sciatique droit. 6.0

Circulation lente.

Après la section du sciatique droit. 6.0

Irritation avec la glycérine; circulation plus active.

Une heure après, la circulation est ralentie.

Le vaisseau mesure 7.0

Irritation avec le chlorure de sodium. Légère dilatation; circulation intermittente.

Avant la section du sciatique gauche 4.0

Après — — — — . . . .

Il nous semble qu'il s'est produit un très-léger rétrécissement.

Une nouvelle section, l'irritation par la glycérine et le chlorure de sodium ne nous donnent aucun résultat. 4.0

EXPÉRIENCE V.

Grenouille dont la moelle a été sectionnée la veille.

Avant la section du sciatique gauche 4.5

Circulation très-active.

Après la section du sciatique gauche . . . . . 5.0, puis 6.0

Irritation avec la glycérine 6.5

Un quart d'heure après 5.0

Nouvelle irritation et section 6.0

Avant la section du sciatique droit. 2.0

Circulation très-active.

Après la section du sciatique droit. 3.0

10 minutes ensuite. 2 0

Irritation avec la glycérine, puis nouvelle section 4 0

5 heures après 2.0

Nouvelle irritation avec la pointe d'un scalpel, puis avec la glycérine 3.0

EXPÉRIENCE VI.

Grenouille dont la moelle a été sectionnée la veille.

Avant la section du sciatique gauche 7.0

Circulation très-active.

Après la section du sciatique gauche 7.5

Irritation avec la glycérine 8.0

EXPÉRIENCE VII.

Grenouille dont la moelle a été sectionnée la veille.

Avant la section du sciatique gauche 6.0

Circulation active.

Après la section du sciatique gauche 6.5

Irritation avec la glycérine, puis nouvelle section 7.0

Les capillaires sont dilatés, la circulation très-active.

EXPÉRIENCE VIII.

Grenouille mâle.

Les deux membres antérieurs et le membre inférieur droit sont fixés, un vaisseau de la membrane interdigitale mis au champ, puis la peau dorsale est sectionnée ainsi que le muscle iléo-coccygien, le plexus lombaire mis à nu 6.0

est sectionné 6 0

Le vaisseau paraît un instant se rétrécir, puis se dilater quelque peu.

L'irritation avec la glycérine ne nous donne aucun résultat.

EXPÉRIENCE IX.

Grenouille curarisée.

Même procédé opératoire.

Le plexus lombaire est sectionné et irrité des deux côtés. Le résultat est négatif; les vaisseaux paraissaient plutôt rétrécis que dilatés.

EXPÉRIENCE X.

Grenouille curarisée.

Avant la section du sciatique droit. 8.0

Après — — — — 8.0

Circulation plus active.

Irritation avec la glycérine 9.0

Les points de repère (taches pigmentaires) sont dépassés par les parois du vaisseau.

Une nouvelle section n'amène pas de dilatation très-appréciable.

Avant la section du sciatique gauche 9.5

Après — — — — . . . . 10.5, puis 12.0

Les points de repère sont dépassés.

Une nouvelle section, l'irritation avec le chlorure de sodium et la glycérine ne produisent ni constriction, ni dilatation. . . . 12.0

EXPÉRIENCE XI.

Grenouille curarisée.

Avant la section du sciatique gauche 7.0

Circulation lente.

Après la section du sciatique gauche 9.0

Section multiple et irritation avec la glycérine 10.0

Un quart d'heure après, la circulation s'est ralentie . . . 9.0

Avant la section du sciatique droit. 8.0

circulation lente. — La circulation s'arrête lors de la section de la peau et reprend au moment où le sciatique droit est coupé . . 8.0

L'irritation avec la glycérine ne donne pas de résultat.

Un quart d'heure après, la circulation est plus lente qu'avant la section.

EXPÉRIENCE XII.

Grenouille curarisée.

Avant la section du sciatique gauche 8.0

Après — — — — 9.0

Section multiple 9.5

Irritation avec la glycérine 9.5

EXPÉRIENCE XIII.

Grenouille curarisée.

Avant la section du sciatique gauche 6.0

Circulation lente.

Après la section du sciatique gauche 7.0

Irritation avec glycérine; il nous est alors difficile de mesurer le calibre du vaisseau; mais les points de repère (taches pigmentaires) nous indiquent une dilatation.

Avant la section du sciatique droit 7.0

Après — — — — 8.0

Irritation avec le chlorure de sodium 9.0

Irritation avec la glycérine 9.5

Les taches pigmentaires prises comme points de repère nous indiquent une nouvelle dilatation. La circulation s'arrête, mais reprend presque aussitôt.

La section du deuxième orteil à droite et à gauche ne donne pas de sang; la plaie est aussi pâle d'un côté que de l'autre. Cette expérience nous montre bien le peu de valeur de cette méthode; nous avions à droite une dilatation évidente, et cependant nous n'obtenons aucun résultat par la section des orteils. Il suffit, du reste, de savoir, pour juger cette méthode, qu'il est impossible que la section ait lieu exactement de chaque côté à la même hauteur, que l'opération est une cause d'irritation qui peut amener une constriction vasculaire.

Deux autres expériences sur des grenouilles curarisées ne nous ont pas donné de résultats appréciables et dignes d'être notés.

Dans toutes ces expériences sur les grenouilles, nous versions le liquide irritant dans la plaie. Nous mettions ainsi les agents chimiques en contact avec le nerf et les tissus environnants; aussi avons-nous cru devoir entreprendre de nouvelles recherches dans de meilleures conditions.

Nous séparions alors le nerf sur une longueur suffisante pour que le bout périphérique pût être placé dans un verre de montre ou tout autre objet contenant soit de la glycérine, soit un agent chimique irritant quelconque; nous avions de plus bien soin de ménager un espace convenable entre l'objet renfermant les liquides irritants et les tissus de l'animal.

EXPÉRIENCE XIV.

11 mars 1876. — Grenouille curarisée à faible dose, à 10 1/2 h.

11 h. Le sciatique droit est mis à nu et sectionné.

Circulation très-active 6.0

Irritation avec glycérine; le calibre du vaisseau est, de temps à autre, à. 7.0

Les mouvements péristaltiques sont très-prononcés, les capillaires sont dilatés.

11 1/2 h.. . . . . 8.0

EXPÉRIENCE XV.

Même date. — Grenouille curarisée à 11 1/2 h.

Le sciatique droit est mis à nu et sectionné.

11 1/4 h. La circulation est lente et nulle dans les capillaires 6.0

12 h. 16 m. Irritation avec l'acide sulfurique 6.5

12 h. 20 m. La circulation est toujours aussi lente.

Nous avons toujours produit l'irritation électrique induite au moyen du chariot de Dubois-Reymond, alimenté par une simple pile de Grenet.

Pour obtenir des courants constants, nous employions cette même pile de Grenet.

Le nerf était saisi avec des pinces et les électrodes appliqués directement sur lui à une distance suffisante des tissus environnants, que nous garantissions ainsi autant que possible de l'influence des courants dérivés [1]; de plus, nous écartions en même temps l'objection apportée par Vulpian [2] aux résultats des expériences de Goltz. Le nerf a été quelquefois placé dans des électrodes spéciaux inventés par M. Tiegel. Si l'ani-

[1] Legros et Onimus (*Traité d'électricité méd.*) affirment qu'avec le courant induit on ne constate ni courants dérivés, ni courants de polarisation.

[2] Il est possible, à la rigueur, que l'électrisation du bout périphérique du nerf sciatique faite d'une certaine façon irrite les tissus de la cuisse et détermine, par l'intermédiaire de fibres centripètes non coupées, une action suspensive sur les centres vaso-moteurs contenus dans la moelle lombaire et les ganglions sympathiques abdominaux, action pouvant avoir pour résultat une dilatation des artères du membre (*Leçons sur l'appareil vaso-moteur*, t. II).

mal était curarisé, nous avions des électrodes ordinaires qui, passés sous le nerf, le maintenaient dans une position convenable et nous dispensaient de l'emploi des pinces.

Chez les mammifères la température a été prise au moyen d'un thermomètre clinique placé entre les orteils. Le thermomètre a toujours été laissé autant que possible jusqu'à la fin de l'expérience sans être déplacé; on a soigneusement évité de lui imprimer un mouvement quelconque; l'on sait, en effet, que le moindre mouvement de rotation, par exemple, fait monter la colonne mercurielle. Le moindre changement dans la position des orteils influe aussi sur la température.

EXPÉRIENCE XVI.

Chienne-loup de moyenne taille, dont la moelle avait été coupée le 17 juillet 1875.

1er décembre 1875. — Cette chienne a des mouvements réflexes très-prononcés du train postérieur; l'insensibilité est complète, la motilité volontaire abolie.

La température prise entre les orteils donne pour les deux membres postérieurs. 35.2

Le sciatique droit mis à nu est sectionné le plus haut possible et préparé sur une longueur de 10 centimètres environ.

Température de la patte droite. 38.3

Celle de gauche est de. 35.0

Le sciatique gauche est à son tour mis à nu, sectionné et préparé.

Température de la patte gauche 38.4

Les plaies sont suturées.

2 décembre. — Température des deux membres postérieurs 38.2

3 décembre. — Les plaies sont désunies. Température . . 38.0

4 décembre. — Température de la chambre : + 4°.

Température de la patte droite 34.8

Température de la patte gauche 34.2

Le sciatique gauche est mis à nu, son bout périphérique (qui est le siége d'une névrite) est saisi avec de fortes pinces plates; la température s'élève déjà de quelques dixièmes dans la patte gauche. Le nerf est sectionné en différents endroits successivement 37.8

L'opération est suspendue quelques minutes; la température s'abaisse de quelques dixièmes durant cet intervalle 37.4

La section multiple est reprise.

La température s'élève jusqu'à 38.6

La température de la patte droite s'est abaissée à 33.5

La plaie est suturée.

Température de la patte droite 34.0

Température de la patte gauche 37.7

A droite, la pulpe des orteils est pâle, comme anémiée; à gauche, rouge, fortement congestionnée, turgescente. Au toucher, la patte gauche est plus chaude que l'autre. Dix minutes après l'opération, la température est, à gauche, de. 36.0

à droite, de. 34.3

6 décembre 1875. — Température de la chambre : + 5°.

Température de la patte gauche 33.0

Température de la patte droite 36.0

A droite, la plaie se trouve dans d'assez mauvaises conditions; elle est presque entièrement désunie.

On saisit le sciatique droit avec une pince; de suite, élévation de température 36.2

puis, après quelques instants, on galvanise avec le courant induit; la température s'élève, sans aucun abaissement initial, à . . . 37.4

Température de la patte gauche. 32.6

10 minutes après, la température de la patte droite est de . 36.2

Celle de gauche de. 34.1

EXPÉRIENCE XVII.

3 décembre 1875. — Lapin fixé à l'aide de l'appareil de Czermak.

Température de la patte droite 31.6

Le sciatique droit est mis à nu et sectionné.

Température de la patte droite 32.2

La plaie est suturée.

6 décembre. — Température de la patte droite. 28.6

Le sciatique droit est irrité avec le courant induit; la température s'élève à. 29.0

10 minutes après, la température est de 28.4

Le lapin n'est pas un animal favorable pour ces sortes d'expériences; la température est difficile à prendre entre ses orteils; de plus, cet animal est tellement impressionnable, que sa température varie à chaque instant, même sans opération.

EXPÉRIENCE XVIII.

Jeune chien de petite taille; la pulpe des orteils n'est pas pigmentée.

13 décembre 1875. — Résection de la moelle au niveau des dernières vertèbres dorsales, sur une longueur d'environ 3 centimètres; l'animal perd beaucoup de sang. La plaie est suturée; les pattes postérieures ne paraissent pas avoir subi d'élévation de la température.

15 décembre. — Température des deux pattes postérieures. 36.4

16 décembre. — — — — — . . 34.4

17 décembre. — L'animal a la fièvre; la plaie est ouverte, elle a bon aspect; herpès aux environs de la verge. Température. . 37.6

18 décembre. — Le chien a bon appétit et la plaie bon aspect.

Température de la patte gauche[1] 24.6

Température de la patte droite 34.4

10 h. 10 m. Le sciatique droit, puis le gauche sont mis à nu, préparés et sectionnés; température des deux pattes postérieures. 38.2

10 h. 40. Pendant les apprêts nécessaires pour l'irritation du sciatique gauche avec le tétano-moteur de Heidenhain, la température s'élève à. 39.0

10 h. 50 m. On irrite le nerf avec le tétano-moteur pendant environ 7 à 8 minutes 39.2, 39.3, 39.4

La patte gauche est plus rouge et plus chaude au toucher que la patte droite, dont la température est de 38.8

11 heures. On irrite le sciatique gauche avec le courant induit pendant près de 10 minutes; la température reste d'abord stationnaire; elle était de. 39.2

puis s'abaisse à 39.0

pour s'élever presque de suite à 39.2, 39.4

Température de la patte droite 38.6

10 minutes après : température à gauche 39.4

— — — — droite 39.1

[1] Cette patte avait été mouillée par l'urine de l'animal.

EXPÉRIENCES XIX, XX, XXI.

8, 13, 14 janvier 1876. — Ces expériences sur des cabiais ne nous ont donné aucun résultat; nous ferons ici la même observation que pour les lapins; les recherches de Brown-Séquard nous ont, du reste, appris que ces animaux deviennent facilement épileptiques.

EXPÉRIENCE XXII.

Chien de taille moyenne.

15 février 1876. — Section de la moelle.

19 février. — Température de la chambre : + 15°.

Température de la patte gauche 32.8

Température de la patte droite 32.4

Le sciatique droit est mis à nu sur une longueur d'environ 12 centimètres, puis placé, sans être sectionné, entre les électrodes de Tiegel, pour être irrité avec le courant induit.

Température de la patte droite 37.6

Température de la patte gauche 26.4

On fait passer le courant induit (écartement de 3[1]). Les muscles sont en tétanos. Température de la patte droite 35.8

La température, pendant 1 minute, reste stationnaire à. . 35.6

puis monte rapidement à 38.4

Les muscles sont alors agités par des contractions cloniques.

Le sciatique droit est alors sectionné 39.2

La pulpe des orteils est rouge et chaude à droite, pâle et froide à gauche.

10 minutes après : température à droite 38.8

— — — — gauche 27.4

La plaie est suturée.

21 février 1876. — Température de la patte gauche . . . 33.0

Température de la patte droite 34.8

La plaie est décousue, le sciatique droit englobé dans des bourgeons charnus, est mis à nu, puis saisi avec une pince.

Température de la patte droite 37.8

[1] L'intensité du courant induit et l'état musculaire pendant l'irritation électrique seront dorénavant notés avec soin.

Irritation avec le courant induit (écartement de 14).

La température tombe à 36.0
et y reste pendant 4 à 5 minutes.

Emploi du courant induit sans écartement; les muscles sont relâchés. La température monte à 37.0

Emploi du courant induit (écartement de 14).

La température continue à s'élever jusqu'à 38.9

A droite, la pulpe des orteils est très-rouge.

On suspend l'irritation pendant quelques minutes.

Température de la patte droite 38.6

Le courant constant (descendant) est appliqué sur le nerf sciatique droit; la température s'élève à. 39.4

Irritation avec le courant constant (ascendant) 38.6

Le courant descendant est de nouveau appliqué; la température reste à 38.6

Cessation de l'irritation.

Le thermomètre, laissé en place, ne tarde pas à marquer . 38.4

Une demi-heure après : température de la patte droite . . 36.8

On pratique sur le nerf sciatique droit une première section; la température monte à. 38.9
puis baisse à 38.5

Une deuxième section, puis une troisième et une quatrième font monter la température à. 39.3

22 février 1876. — Température de la chambre : + 15°.

Température de la patte droite 32.2

Température de la patte gauche 24.2

Le nerf sciatique gauche est préparé 27.2

La saisie du nerf pour le placer entre les électrodes fait monter la température à 28.2

Irritation dans la continuité avec le courant induit (écartement de 14); la température, un instant stationnaire, s'élève rapidement à 36.7

Les muscles étaient légèrement relâchés à la fin de l'irritation; à gauche, la pulpe des orteils est très-rouge.

Température de la patte droite 25.8

Le sciatique gauche est sectionné; la température s'élève à . 38.5

Irritation avec le courant induit (écartement de 14) pendant 10 minutes. 38.8

Irritation avec le courant induit sans écartement, pendant près de 20 minutes; la température baisse un instant à 38.5
puis remonte à. 38.8
pour baisser de nouveau à 38.6

Elle est enfin de 38.8
à la fin de l'irritation.

Cessation.

Le thermomètre, laissé en place pendant 10 minutes, continue à marquer. 38.8

La pulpe des orteils est très-rouge.

23 février 1876. — Température de la chambre : + 16°.

Température de la patte droite 24.4

Température de la patte gauche 30.2

Après l'enlèvement des sutures à gauche. 30.8

Irritation avec le courant continu descendant 32.0

— — — — ascendant. 32.8

On interrompt un instant; la température reste stationnaire.

Irritation avec le courant induit (écartement de 14) . . . 33.4

Irritation avec le courant induit, sans écartement 33.2

Pendant une courte interruption, la température s'élève à . 35.8

Irritation avec le courant induit, sans écartement 36.2

Pendant l'interruption, la colonne mercurielle continue à monter à 36.8

Nouvelle irritation avec le courant induit sans écartement . 36.6

La température ne tarde pas à s'élever à. 37.0

Après la cessation de l'irritation, le thermomètre, laissé en place quelques minutes, marque toujours 37.0

La pulpe des orteils est très-rouge à gauche.

Il ne se produisit dans les muscles, pendant l'irritation induite, que des contractions cloniques.

Une demi-heure après : température de la patte gauche . . 34.2

Section multiple sur une longueur de 7 centimètres environ du nerf sciatique gauche; pendant tout le temps de l'opération, la température reste stationnaire, et ce n'est qu'après la dernière section que la colonne mercurielle commençait à monter, pour s'arrêter quelques minutes après à 36.3

Les muscles se contractaient fortement à chaque section.

10 minutes après : température de la patte gauche. 32.4

Température de la patte droite. 24.4

Nous devons noter que l'animal était souffrant, fiévreux, la plaie de mauvais aspect, le nerf atteint d'une névrite très-intense.

EXPÉRIENCE XXIII.

3 mars 1876. — Chien de taille moyenne.

L'animal est chloroformé, le sciatique gauche préparé sur une longueur de 12 centimètres environ et sectionné; la pulpe des orteils est rouge; la température est de 36.9

On irrite avec le courant induit sans écartement; la température n'est plus que de 36.6

Les muscles sont en tétanos, la pulpe des orteils semble plus rouge.

Après 10 minutes d'irritation, la température est toujours de 36.6

Cessation; aussitôt élévation de la température. 37.8

On irrite de nouveau avec le courant induit, sans écartement 37.4

L'animal se réveillant, force est d'arrêter l'expérience; on le chloroformise de nouveau, et l'on prend la température. . . 38.0

Irritation avec le courant induit, sans écartement; la température baisse à 37.2

y reste longtemps, puis continue à baisser 36.0

Les muscles étaient en tétanos, cependant moins intense à la fin de l'irritation.

Cessation; aussitôt. 37.2

Un quart d'heure après 37.2

Puis aussitôt après un nouveau quart d'heure 36.0

La section multiple fait monter la température à 37.2

La pulpe des orteils est plus rouge.

Un quart d'heure après 36.8

4 mars 1876. — Température de la patte droite 36.0

L'animal est attaché; une des veines du cou est mise à nu, on y injecte une solution de curare, on trachéotomise l'animal et l'on fait la respiration artificielle.

Le sciatique droit est préparé sur une longueur de 12 centimètres environ et sectionné.

Température de la patte droite 26.2

Irritation avec le courant induit (écartement de 10).

3 minutes après le commencement de l'irritation, la température est de 30.0

1 minute après. 32.0
1 — — 33.4
1 — — 34.1

Cessation de l'irritation ; la température continue à s'élever.

1 minute après 34.8
2 — — 35.2
3 — — 35.4

Irritation avec le courant induit (écartement de 5).

2 minutes après 35.4
1 — — 35.6
1 — — 35.6

Irritation avec le courant induit sans écartement.

2 minutes après 35.2

Irritation avec le courant induit (écartement de 10).

1 minute après 35.6
1 — — 36.0
1 — — 36.0

Irritation avec le courant induit sans écartement.

1 minute après 35.9
1 — — 35.6
1 — — 35.4

Irritation avec le courant induit (écartement de 10).

1 minute après 35.8
1 — — 36.2
1 — — 36.4

Irritation avec le courant induit sans écartement.

2 minutes après 36.4
1 — — 36.2
1 — — 36.0

Irritation[1] avec le courant induit (écartement de 10).

2 minutes après 35.7

[1] A partir de ce moment, quelle que fût l'intensité du courant induit, la température s'abaissa d'une manière continue.

On sait que chez les animaux curarisés et soumis à la respiration artificielle pendant un certain temps, on observe un abaissement de la température et une disparition plus rapide de l'excitabilité vaso-motrice.

7 minutes après 34.0
Irritation avec le courant induit (écartement de 18).
1 minute après 33.8
Cessation de l'irritation.
3 minutes après 33.0
Une demi-heure après 27.2

EXPÉRIENCES XXIV, XXV.

11 mars 1876. — Chez deux jeunes chats (4 jours) curarisés, nous n'obtenons aucun résultat.

EXPÉRIENCE XXVI.

11 mars 1876. — Jeune chat de 4 jours.

Le sciatique gauche est préparé et sectionné. La pulpe des orteils devient plus rouge à gauche qu'à droite.

L'irritation du sciatique avec le courant induit, sans écartement, et avec écartement de 14 et de 18, fait croître la rougeur de la pulpe des orteils. — L'irritation induite ne produisit dans les muscles que des contractions cloniques assez faibles.

EXPÉRIENCE XXVII.

29 février 1876. — Grenouille dont la moelle a été sectionnée le 26 février 1876.

10 h. 10 m. Les vaisseaux des extrémités inférieures sont dilatés et la circulation y est active.

Les deux sciatiques sont préparés.

Un vaisseau de la membrane interdigitale droite est mis au champ, son diamètre mesure au micromètre 7.5
puis sectionné ; la section n'amène pas de changement.

On irrite avec le courant induit (écartement de 14). On remarque une constriction primitive, puis une dilatation légère n'atteignant pas le diamètre primitif du vaisseau. Lorsque les muscles étaient en état de tétanos, la circulation s'arrêtait, les vaisseaux se resserraient.

Le diamètre est de. 5.0
Cessation de l'irritation.

On irrite de nouveau avec le courant induit (écartement de 14). —

Lors du tétanos musculaire, arrêt complet de la circulation, qui reprend ensuite dans les artères, mais non dans des artérioles, quand le tétanos cesse 3.0

Irritation avec le courant induit (sans écartement). Le rétrécissement des artères s'accentue. 2.0

Cessation.

11 h. 20. Un quart d'heure après. 4.0

11 h. 30 m. Le sciatique gauche est sectionné 10.0

Circulation active.

10 minutes après 12.0

Irritation avec le courant induit (sans écartement et avec écartement de 14); on ne remarque aucun changement, que les muscles soient (12 h. 15 m.) tétanisés ou non.

EXPÉRIENCE XXVIII.

1er mars 1876. — Grenouille femelle dont la moelle a été coupée le 26 février 1876.

11 h. 30 m. Le sciatique gauche est mis à nu et sectionné; la circulation ne se fait que par saccades; elle reprend dans quelques artérioles avec une extrême lenteur 10.0

Irritation avec le courant induit (écartement de 13). La circulation se rétablit dans quelques artérioles; elle s'arrête toutes les fois que les muscles sont tétanisés; les vaisseaux paraissent un peu dilatés. L'irritation sans écartement ne produit rien de notable; les vaisseaux paraissent ondulants quand la circulation s'établit.

Cessation.

Un quart d'heure après, circulation active 11.0

11 h. 20 m. On irrite avec un courant constant ascendant.

Circulation toujours très-active. 9.0

puis revient à son diamètre primitif 11.0

Les artères sont ondulantes.

On cesse un instant l'irritation, puis on irrite avec le même courant; léger rétrécissement. On irrite ensuite avec un courant constant descendant; la circulation se rétablit partout, même dans les capillaires 11.0

Les ondulations sont très-marquées sur quelques artères.

On reprend l'irritation avec le courant ascendant; la circulation se ralentit; puis surviennent des saccades, des mouvements de va-et-vient.

12 h. 10 m. Un quart d'heure après, la circulation capillaire a repris, mais elle n'est pas aussi active que précédemment.

Température de la chambre : + 15°.

EXPÉRIENCE XXIX.

2 mars 1876. — Grenouille mâle, dont la moelle a été coupée le 26 février 1876.

Le sciatique droit préparé est sectionné.

La circulation de la membrane interdigitale présente des mouvements de va-et-vient en rapport avec les pulsations cardiaques. 6.0

Un quart d'heure après, irritation avec le courant constant descendant; le mouvement de va-et-vient tend à disparaître; le sang commence à circuler lentement; très-faible dilatation.

Avec le courant ascendant, les saccades et les mouvements de va-et-vient reparaissent; le calibre du vaisseau, après avoir un peu augmenté, semble se rétrécir.

En employant de nouveau le courant descendant, la circulation capillaire se rétablit en partie; un quart d'heure après, la circulation tend à devenir continue 7.0

La circulation capillaire se rétablit de plus en plus.

Le courant ascendant n'amène aucun changement. Irritation avec le courant induit (écartement de 13). On remarque aussitôt des saccades et des oscillations jusque dans les capillaires; quand les muscles sont tétanisés, la circulation s'arrête 5.0

Le même courant sans écartement amène l'arrêt de la circulation.

Un quart d'heure après, pas de changement.

EXPÉRIENCE XXX.

2 mars 1876. — Grenouille femelle, dont la moelle a été coupée deux heures auparavant.

Le sciatique droit est préparé.

Circulation lente; saccades.

La section du nerf produit une accélération du courant sanguin.

Irritation avec le courant induit sans écartement; circulation lente, quand les muscles ne sont pas tétanisés.

Un quart d'heure après, circulation très-active.

EXPÉRIENCE XXXI.

8 mars 1876. — Grenouille femelle curarisée à 12 1/4 h.

Le sciatique gauche est préparé sur une longueur de 10 centimètres environ et sectionné.

12 1/2 h. Un vaisseau de la membrane interdigitale est mis au champ 8.0

La circulation est continue, assez active.

12 h. 35 m. Irritation avec le courant induit (écartement de 14).

12 h. 40 m. — — — — — — 9.0

12 h. 44 m. Irritation avec le courant induit (écartement de 10).

Même état de la circulation 9.5

12 h. 50 m. Irritation avec le courant induit sans écartement.

1 h. 10 m. La circulation capillaire est moins active. . . 8.5

1 h. 11 m. Cessation.

1 h. 20 m. La circulation est plus active dans les capillaires 8.5

EXPÉRIENCE XXXII.

9 mars 1876. — Grenouille femelle curarisée à très-faible dose, à 10 1/4 h.

Le sciatique gauche est mis à nu.

10 h. 40 m. Mis au champ un vaisseau de la membrane interdigitale a un diamètre de 6.0

10 h. 42 m. Puis de . . . . 5.0 et 4.5

10 h. 44 m. Circulation lente, nulle dans les capillaires.

10 h. 45 m. Section du sciatique; de suite 6.0

Circulation plus active, lente dans les capillaires.

10 h. 52 m. Irritation avec le courant induit (écartement de 14).

10 h. 54 m. L'artère s'efface 2.0

La circulation est remplacée par des mouvements d'oscillations sur place, mais les capillaires sont plus dilatés.

10 h. 55 m. Arrêt complet de la circulation.

10 h. 57 m. Irritation avec le courant induit (écartement de 16).

Les vaisseaux se dilatent. 5.0

11 h. Emploi du courant induit avec 10 d'écartement, puis sans écartement; la dilatation continue. 6.0

11 h. 08 m. L'artère est maintenant plus petite que les capillaires environnants 1.5

La circulation est arrêtée.

11 h. 10 m. Irritation avec le courant induit (écartement de 14).

11 h. 15 m. Pas de changement sensible; circulation lente.

11 h. 30 m. 4.5

11 h. 35 m. Circulation plus active 5.0

11 h. 49 m. Emploi du courant induit (sans écartement). . 6.0

La circulation s'arrête, puis se reproduit en sens inverse.

12 h. 10 m. 5.0

Cessation.

EXPÉRIENCE XXXIII.

9 mars 1876. — Grenouille mâle curarisée à midi avec une dose très-faible.

Le sciatique gauche est préparé.

12 h. 20 m. Le diamètre d'un vaisseau de la membrane interdigitale est de 5.0

La circulation est assez active dans les artères, lente dans les capillaires, dont une partie est oblitérée.

12 h. 22 m. Section du sciatique 5.0

La circulation est plus active dans les capillaires.

12 h. 23 m. Irritation avec le courant induit (écartement de 12), la circulation s'arrête un instant, puis se rétablit; l'artère devient filiforme; la circulation est arrêtée dans les capillaires et même dans les artères, à l'exception de celle dont le diamètre est mesuré . . 1.0

12 h. 28 m. Irritation avec le courant induit (écartement de 18); la circulation reprend dans les capillaires ; l'artère s'élargit. . 5.0

12 h. 32 m. Emploi du courant induit sans écartement; la circulation s'arrête, sauf dans deux vaisseaux 3.0

12 h. 34 m. Emploi du courant induit (écartement de 18); la circulation reprend dans les capillaires, le diamètre du vaisseau revient à 5.0

12 h. 37 m. Emploi du courant induit (écartement de 10); la circulation s'arrête de suite dans les capillaires 4.0

12 h. 39 m. On irrite avec le courant induit sans écartement; le

vaisseau s'oblitère de plus en plus, et la circulation est presque nulle. 3.0

12 h. 42 m. Irritation avec le courant induit (écartement de 18); l'artère continue à se rétrécir 2.0

12 h. 48 m. Les capillaires sont encore visibles; l'artère a disparu.

EXPÉRIENCE XXXIV.

18 mars 1876. — Grenouille mâle curarisée à faible dose à 10 h.

Le sciatique gauche est préparé et sectionné.

La circulation est lente, nulle dans les capillaires.

10 h. 20 m. Le diamètre d'un vaisseau de la membrane interdigitale est de 8.0

10 h. 25 m. Irritation avec le courant induit sans écartement.

Circulation plus lente. 7.0

10 h. 40 m. Irritation avec la courant induit (écartement de 18); la circulation reparaît dans les capillaires, mais très-lente . . 7.0

10 h. 45 m. Irritation avec le courant induit sans écartement; ralentissement de la circulation, qui devient nulle dans les capillaires 6.0

10 h. 50 m. 4.0

10 h. 51 m. On irrite avec le courant induit (écartement de 18); la constriction continue. 3.0

10 h. 55 m. La circulation se ralentit de plus en plus, puis cesse et reprend enfin en sens inverse 3.0

11 h. 03 m. Irritation avec le courant induit sans écartement; la circulation s'arrête. 2.0

11 h. 05 m. Le courant induit avec écartement de 18 n'amène aucun changement.

EXPÉRIENCE XXXV.

10 mars 1876. — Grenouille mâle curarisée à 11 h.

Le sciatique gauche est préparé et sectionné.

11 h. 20 m. La circulation est très-active; diamètre d'un vaisseau 6.0

11 h. 25 m. Irritation avec le courant induit (écartement de 18) 7.0

11 h. 30 m. Irritation avec le courant induit sans écartement.

Les parois vasculaires sont très-visibles, les globules sanguins ne circulent qu'au milieu de l'espace laissé entre les deux parois; cette ligne formée par les globules ne mesure que 4.0

11 h. 36 m. Irritation avec le courant induit (écartement de 18); circulation plus active 7.0

11 h. 41 m. Irritation avec le courant induit sans écartement; les globules ne circulent de nouveau qu'au milieu de l'espace laissé entre les deux parois vasculaires; la circulation est très-lente.

11 h. 45 m. Cessation de l'irritation; la circulation s'établit en sens inverse.

11 h. 55 m. Les parois vasculaires ne se distinguent plus qu'à grand'-peine; la circulation est lente, nulle ou à peu près dans les capillaires.

11 h. 56 m. Irritation avec courant constant descendant; chaque électrode est enveloppé de papier brouillard mouillé.

12 h. 15 m. Les globules sont entassés dans le vaisseau, dont les parois sont sinueuses; la circulation capillaire se rétablit avec lenteur; les capillaires sont dilatés 8.0

12 h. 20 m. Les mouvements péristaltiques des parois artérielles deviennent très-manifestes, et, en raison de ce fait, le calibre du vaisseau ne peut plus être mesuré avec précision.

12 h. 30 m. Irritation avec le courant constant ascendant.

12 h. 45 m. Pas d'effets bien sensibles; la circulation nous paraît être un peu plus lente, et nulle dans les capillaires.

12 h. 46 m. Cessation de l'irritation 8.0

12 h. 47 m. Irritation avec le courant induit (écartement de 18); la circulation s'accélère un peu, et se rétablit lentement dans les capillaires; le diamètre du vaisseau est près de 9.0

12 h. 50 m. Irritation avec le courant induit sans écartement. Les parois du vaisseau sont moins sinueuses.

1 h. 05 m. La circulation se ralentit. 8.0

1 h. 06 m. Cessation de l'irritation.

1 h. 10 m. Le diamètre du vaisseau est de. 9.0

Nous accordons une plus grande valeur aux résultats obtenus sur des animaux chloroformisés ou curarisés; dans ces conditions on est à l'abri des causes d'erreurs provenant des mouvements des animaux ou de la contraction des muscles de la vie animale; en état de tétanos, les muscles arrêtent (Ludwig et Sadler soutiennent le contraire) la circulation qui, au contraire, est accélérée par leur contraction clonique. Chez un animal curarisé on doit toutefois tenir compte de deux sources de refroidissement : l'immobilisation et l'absence de tout travail musculaire.

On voit que les agents chimiques nous ont presque toujours donné une dilatation (expériences XIII, 20 décembre et I, etc.).

Ce résultat est conforme à celui de Goltz [1], Masius et Vanlair [2]. Böthling [3] a observé que ces agents ne produisaient que des effets peu considérables. Putzeys et Tarchanoff [4] ont vu une dilatation par l'emploi du chlorure de sodium (exp. XI). La plupart des auteurs ont, du reste, obtenu des effets semblables avec les irritants chimiques [5].

Ces agents nous ont toujours paru agir comme des excitants faibles. Leur action est certainement moins forte que celle de l'électricité induite. Lors de l'irritation portée sur le sciatique avec la glycérine, le chlorure de sodium, etc., nous observions sur les muscles des membres correspondants des contractions cloniques, jamais de tétanos; cet effet produit sur les muscles striés doit sans doute être semblable à celui produit sur les muscles de la vie organique.

L'irritation produite par les agents chimiques, tout en étant continue, ne saurait subsister longtemps après la destruction chimique du nerf, tandis que l'irritation électrique agit plus ou moins rapidement ou brusquement sur l'état moléculaire du nerf.

[1] Goltz, *loc. cit.*

[2] Masius et Vanlair, *loc. cit.*

[3] Böthling, *loc. cit.*

[4] Putzeys et Tarchanoff, *loc. cit.*

[5] M. le docteur Gergens nous a dit avoir toujours obtenu une dilatation par l'emploi des agents chimiques.

L'irritation électrique avec le courant induit nous a généralement donné une constriction (exp. XXII, XXIII, XXXI, XXXII, etc.) si l'écartement des bobines était nul ou faible, et selon les animaux une dilatation avec un faible ou un fort écartement des bobines (exp. XXIII, XXXI, XXXII, etc.).

Les auteurs admettent que cette irritation ne peut que produire une constriction vasculaire, ils se basent sur des expériences où l'intensité du courant n'est pas indiquée; il est probable qu'ils employaient des courants très-intenses et qu'ils considéraient comme indépendant de l'irritation tout effet autre que la constriction. Il est vrai que le resserrement des vaisseaux peut être plus facilement obtenu avec le courant d'induction qu'avec toute autre irritation; il amène une modification rapide et brusque de l'état moléculaire du nerf, d'où un ébranlement mécanique d'autant plus fort. On trouve du reste formulée dans les différents ouvrages de physique ou d'électricité médicales, cette loi qu'une excitation électrique est d'autant plus forte que le changement est plus rapide.

Notre expérience XXIII sur un chien et nos expériences XXXII, XXXIII sur des grenouilles montrent clairement la différence des effets obtenus selon que l'intensité du courant induit est plus ou moins forte.

L'irritation avec les courants continus ne nous a pas fourni de résultats très-concluants; nous avons du reste peu expérimenté avec ces courants et nous irritions souvent en plaçant les électrodes directement en contact avec le nerf, nous devons donc tenir compte de l'irritation chimique produite aux pôles négatif et positif. Legros et Onimus prétendent et nos expériences XXII, XXVIII, XXIX sembleraient venir confirmer que le courant constant descendant (centrifuge) produit toujours une dilatation, et le courant constant ascendant (centripète) une constriction des vaisseaux. Leurs expériences physiologiques et les résultats qu'ils ont obtenus dans nombre de cas pathologiques nous paraissent plaider en faveur de leur opinion.

L'irritation par le tétano-moteur de Heidenhain et par la section multiple du nerf a toujours eu comme résultat un effet vaso-dilatateur. Ces deux sortes d'irritation, surtout la seconde, nous semblent comparables à celle de la section simple ; ce sont des irritants locaux et momentanés qui ne peuvent généralement agir que faiblement et sont par conséquent incapables d'amener une constriction vasculaire. Putzeys et Tarchanoff, Böthling notent bien dans quelques-unes de leurs expériences un resserrement des vaisseaux ; mais si l'on tient compte des conditions dans lesquelles ils expérimentaient, si l'on remarque que le plus fort abaissement de température observé par eux ne dépasse jamais un degré et 2 dixièmes, que de plus, Böthling (exp. XI) a observé quelquefois une légère élévation de température, qu'il a constaté dans une de ses expériences qu'une seconde section du sciatique gauche dans le creux poplité faisait hausser la température de 25,5 à 33,6, il nous faudra bien avouer que leurs résultats sont peu concluants.

Goltz, Masius et Vanlair n'ont obtenu dans leurs expériences que des effets vaso-dilatateurs ; les autres auteurs disent n'avoir obtenu, à de très-rares exceptions près, que des effets vaso-constricteurs ; nous avons eu, selon les conditions de l'expérimentation et l'intensité des irritants, tantôt une dilatation, tantôt une constriction. Devons-nous admettre l'existence de nerfs vaso-moteurs constricteurs et dilatateurs, c'est ce que nous examinerons en discutant les différentes théories proposées pour expliquer les résultats de l'irritation des nerfs vaso-moteurs.

Nous voulons dès maintenant faire remarquer l'impossibilité absolue de considérer les effets immédiats de la section d'un nerf contenant des fibres vaso-motrices comme un résultat purement passif; nous croyons à un effet actif dû à l'irritation portée sur des filets vaso-moteurs. Claude Bernard[1] partageait déjà cette opinion en 1857; voici en effet ce qu'il disait dans ses leçons sur la physiologie et la pathologie du système nerveux : « La section du sympathique n'amène pas toujours à l'instant même de l'opération un élargissement; c'est souvent le contraire qu'on observe. En faisant sur des lapins la section du filet cervical du sympathique qui avoisine la carotide, on voit d'abord cette artère se resserrer au moment de la section ou du déchirement du filet. Plus tard cette artère et ses divisions deviennent plus grosses et sont en quelque sorte distendues par un appel de sang qui se fait dans les parties correspondantes; mais cet effet, loin de ressembler à une paralysie, amène une circulation plus active. Et, du reste, si c'était une vraie paralysie ou atonie des artères, il me semble que l'impulsion du cœur devrait finir par amener des dilatations artérielles anévrysmatiques. Il n'arrive rien de semblable, puisque nous avons vu au contraire que le lendemain de la section du sympathique la vascularisation a ordinairement beaucoup diminué, les artères sont revenues sur elles-mêmes, bien que la chaleur soit toujours notablement augmentée. En un mot, le phénomène circulatoire qui succède à la section du nerf sympathique me paraît actif et non passif, il est de la même nature que la turgescence sanguine qui, ainsi que je l'ai démontré ailleurs, survient dans un organe sécréteur qui, d'un état de repos ou de fonctionnement faible, passe à un état de fonctionnement très-actif; il se rapproche encore de l'afflux de sang et de l'augmentation de sensibilité qui surviennent autour à une plaie récente ou aux environs d'un corps étranger qui séjourne dans les tissus vivants. Bien

[1] Claude Bernard a depuis changé d'opinion.

que dans tous ces cas on voie les vaisseaux plus gorgés de sang et les artères battre avec plus de force, il ne peut venir à l'idée de personne de les rapporter à une paralysie pure et simple des artères [1]. »

Goltz [2], remarquant combien peu durable était l'élévation de la température après la section d'un rameau sympathique, est venu récemment, seul peut-être maintenant de tous les physiologistes, soutenir que l'effet immédiat de la section d'un nerf vaso-moteur est un effet actif. Les faits que nous avons observés nous permettent d'adhérer complétement à cette opinion.

Disons d'abord qu'il n'y a aucune relation à établir entre la section d'un nerf purement moteur et celle d'un nerf du système sympathique. Le premier est dépourvu des ganglions périphériques qui peuvent permettre au second d'agir encore sur la circulation et de la modifier tant qu'ils ne sont pas dégénérés. C'est alors seulement que la véritable paralysie vasculaire se produit, le vaisseau est revenu sur lui-même, les excitants portés sur ses nerfs restent sans action; le refroidissement est permanent ou plutôt la température ne dépend plus que du milieu ambiant, c'est en général ce que l'on observe dans les paralysies anciennes. Nous n'avons en vue ici que les effets de la section d'un nerf et nous ne prétendons pas affirmer que dans des cas pathologiques [3] la paralysie ne

[1] Cl. Bernard, *Leçons sur la physiologie et la pathologie du système nerveux*, p. 509 et suiv.

[2] Goltz, *loc. cit.*

[3] Charcot fait remarquer que dans la paralysie infantile, en outre de l'atrophie des muscles et des os, on trouve à l'autopsie une diminution remarquable du calibre des troncs vasculaires. Le refroidissement des membres devient appréciable de très-bonne heure, quelques semaines parfois après le début, ou même plus tôt encore. Duchenne (de Boulogne) dit l'avoir constaté déjà du quatrième au cinquième jour.

Charcot, *Leçons sur les maladies du système nerveux*, 1874, p. 156-157.

se manifeste jamais par une dilatation des vaisseaux ; on l'observe surtout dans certaines maladies d'origine septique ou médullaire. Souvent dans les traumatismes de la moelle cervicale on remarque en même temps qu'une dilatation vasculaire un abaissement de la température[1], quoique les contractions cardiaques aient encore lieu avec assez d'énergie. Hutchinson[2], qui ne sait toutefois comment concilier ces contradictions apparentes avec la théorie, en a rapporté quelques cas.

Notons encore qu'après la section du cordon cervical du sympathique la pupille est contractée, qu'elle se dilate au contraire par l'électrisation du bout périphérique de ce même cordon. Est-ce, dans le premier cas, un effet passif ou actif? Avant de répondre, voyons un peu quels sont les symptômes pupillaires observés dans le goître exophthalmique[3]. De Græfe[4] sur 200 malades n'a vu qu'une seule fois la dilatation de la pupille; faut-il supposer que chez les 199 autres malades, la paralysie passive du sympathique s'est produite d'emblée et que la dégénérescence de ce nerf a pu s'opérer sans causer de symptômes d'irritation (ce qui nous paraît impossible)?

Dans la première période de l'ataxie locomotrice progressive, il est commun d'observer une inégalité pupillaire, et du côté où la pupille est le plus contractée, la joue est rouge, l'œil injecté; durant l'accès fulgurant, la pupille contractée se dilate, et les signes de la paralysie vaso-motrice disparaissent momentanément[5].

[1] Tout nous indique que ce phénomène doit alors coïncider avec une diminution de la pression sanguine.

[2] Hutchinson, *Sur l'état de la température et de la circulation après les lésions de la moelle cervicale*, traduction de Th. Lamet, 22 et 29 mai 1875, par M. Marot, *Archives générales de médecine*, octobre, 1875.

[3] On sait que les recherches contemporaines ont établi que le goître exophthalmique est une affection du sympathique.

[4] D'après Jaccoud, *Path. int.*

[5] Charcot, *Leçons sur les maladies du système nerveux*, 1874, t. II, p. 56.

Dans un autre ordre d'idées dira-t-on que la contraction pupillaire causée par l'ésérine est un effet passif? Il nous faut conclure que la contraction pupillaire est le résultat d'une action active.

Si, répétant l'expérience de Goltz, nous faisons des sections successives du bout périphérique d'un nerf contenant des fibres vaso-motrices, nous observerons une élévation de température d'autant plus grande que les sections seront plus multipliées. On pourrait nous objecter que par chaque section nous détruisons un certain nombre de centres vaso-moteurs, c'est vrai; mais pour quelques centres détruits, nous en avons laissé subsister des centaines tout aussi capables d'agir sur le tissu contractile des vaisseaux. Au reste, la destruction de ces quelques centres ne peut expliquer des écarts de température de 12 et 15 degrés comme nous les avons souvent observés.

Les liquides exsudés de la plaie, la saisie du nerf, son desséchement, le contact de l'air, autant de causes d'irritation dont les auteurs ont bien soin de tenir compte, quand ils veulent juger du degré d'irritation causé par tel ou tel agent; ces causes d'excitation auraient-elles donc perdu toute propriété après la section d'un nerf? Remarquons que c'est généralement lors de leur disparition que la température commence à baisser. Étranges contradictions!

Quelques expériences de Legros et Onimus, Schiff, Claude Bernard et de différents auteurs sembleraient venir confirmer l'existence de la paralysie passive dans le cas qui nous occupe. Ils ont observé que du côté où le sympathique était sectionné, l'élévation de température occasionnée par le chloroforme, la digitaline, etc., serait moins grande que du côté sain, auparavant plus froid. Ce résultat ne saurait que prouver, ce que la théorie aurait pu faire soupçonner, qu'un vaisseau en rapport avec un moins grand nombre de centres qu'à l'état normal réagit moins activement sous l'influence de causes générales.

Dans plusieurs de nos expériences la paralysie dite passive était de si courte durée, que, quelques instants après, nous avions de la peine à la constater, et elle eût sans doute complétement disparu si les liquides exsudés de la plaie ne l'avaient entretenue encore quelque temps à un faible degré ! L'élévation de la température ne persiste, après la cicatrisation de la plaie, que si la cicatrice est telle qu'elle puisse devenir à son tour une cause d'irritation.

Les auteurs ont émis diverses théories pour expliquer les phénomènes de dilatation et de constriction observés dans les vaisseaux.

Ils admettent généralement trois états dans les vaisseaux.

Pour Claude Bernard :

1° Contraction ;

2° Dilatation par paralysie;

3° Dilatation par l'action d'un nerf moteur sur un autre nerf, action analogue aux phénomènes d'interférence.

L'opinion de Goltz se rapproche beaucoup de celle de Claude Bernard.

Pour Donders :

1° Contraction;

2° Dilatation passive après contraction ;

3° Dilatation par antagonisme des nerfs de la vie animale et de ceux de la vie organique.

Pour Schiff :

1° Contraction ;

2° Dilatation par paralysie;

3° Dilatation active.

Pour Loven et Vulpian :

1° Contraction;

2° Dilatation par paralysie directe;

3° Dilatation par paralysie réflexe.

Pour Brown-Sequard, et anciennement Vulpian :

1° Contraction;

2° Paralysie;

3° Dilatation par une sorte d'attraction du sang par les tissus[1].

Pour Legros et Onimus :

1° Contraction spasmodique des vaisseaux par excitation violente des vaso-moteurs;

2° Dilatation passive par paralysie des nerfs vaso-moteurs ou par la fatigue;

3° Contraction péristaltique autonome favorisant le cours du sang et le réglant suivant les fonctions à remplir et suivant l'activité propre de chaque organe.

Nous ne nous occuperons pas de la contraction des vaisseaux; elle est admise par tous les auteurs; disons seulement qu'on peut obtenir des contractions d'une durée quelquefois très-longue. M. O. Weber (citation de Charcot) a obtenu, pendant près d'une semaine, une irritation du grand sympathique cervical, pour ainsi dire permanente, et marquée par un abaissement de température de 2° C.[2]

Nous avons vu que Brown-Sequard[3] et jadis Vulpian admet-

[1] Pour presque tous ces auteurs le troisième état ne pouvait exister que pour quelques vaisseaux soumis à l'influence de nerfs spéciaux.

[2] Charcot, *Leçons sur les maladies du système nerveux*, t. 1, 1873, p. 126; voir aussi : Billroth, *Éléments de path. chirurgicale générale*, trad. française, 1868, p. 68 et 69.

[3] Brown-Sequard, *Leçons sur les nerfs vaso-moteurs,* trad. de Beni-Barde, 1872.

taient une dilatation par une sorte d'attraction du sang par les tissus. — Vulpian avait vu qu'en déposant une goutte de nicotine sur l'*area vasculosa*[1] d'un embryon de poulet, on obtenait une congestion très-intense; mais cette expérience, ainsi que celle de Weber sur la membrane interdigitale des grenouilles, peuvent recevoir une autre interprétation. Heidenhain[2] en démontrant l'indépendance des deux actions sécrétoire et vasculaire, a complétement renversé cette théorie. Il atropinisait un chien, puis le curarisait faiblement; il constatait alors que l'électrisation de la corde du tympan ne produisait plus l'augmentation de la sécrétion de la glande sous-maxillaire, mais que la circulation y était très-active.

La dilatation active de Schiff ne peut se concevoir sans l'existence de fibres musculaires longitudinales, qui sont aussi hypothétiques que les nerfs dilatateurs. Schiff avoue du reste ne pas bien comprendre comment se fait la dilatation. Il est admis généralement que quelques nerfs spéciaux, corde du tympan, nerfs érecteurs, sont incapables de produire d'autres effets que la dilatation active. Leur action peut s'expliquer soit par action réflexe, ou par ce simple fait que l'irritation portée sur leur bout périphérique ne pouvant parvenir aux vaisseaux qu'après avoir traversé un grand nombre de ganglions nerveux, a perdu une grande partie de son intensité et ne peut plus qu'augmenter les contractions péristaltiques normales, soit enfin par une disposition spéciale aux vaisseaux de la région correspondante[3]. C'est par l'existence de fibres muscu-

[1] Les vaisseaux de l'*area vasculosa* sont privés de nerfs.

[2] Heidenhain (*Pflüger's Archiv*, 1872).

[3] Claude Bernard admet que, sous l'influence d'une forte irritation, la corde du tympan peut produire une contraction des vaisseaux. « Si vous portez, » dit-il, « un faible courant sur la corde du tympan, vous aurez une accélération de la circulation qui précède même l'apparition de la sécrétion et qui l'accompagne ensuite d'une manière étroite, c'est-à-dire que, sous l'influence d'un courant qui augmente modérément, l'intensité de la

laires spéciales dans les artères de la verge que l'on peut expliquer l'effet causé par l'irritation du bout périphérique des nerfs érecteurs. On est redevable à M. Ercolani de la découverte de cette disposition spéciale des artères de la verge. « Dans la tunique musculaire de ces artères, » dit-il, « on peut distinguer deux couches, une externe plus épaisse et formée par des fibres musculaires circulaires avec leur convexité tournée vers la membrane externe et leur concavité du côté de la tunique interne du vaisseau comme dans les artères ordinaires; l'autre moins épaisse et intérieure, elle suit les inflexions ou replis de la couche intense des artères; elle est représentée par des fibres musculaires qui ont leur convexité tournée vers l'axe du vaisseau et leur concavité vers la paroi externe de l'artère. Il est clair que la contraction musculaire ordinaire de ces deux couches doit produire des effets diamétralement opposés; en contractant les fibres musculaires de la couche externe, on aura une constriction ou spasme vasculaire; en contractant les fibres musculaires de la couche plus interne qui se trouve dans les replis, ces replis se développeront plus ou moins et l'on aura une dilatation des vaisseaux. La raison mécanique de ce fait réside en ce que les fibres musculaires curvilignes qui ont leurs extrémités fixes doivent en se contractant se rendre naturellement plus ou moins rectilignes. Mais, pour qu'on ait les deux effets antagonistes, il est nécessaire que la contraction se produise isolément dans chaque couche musculaire et que l'une des deux se laisse distendre d'une manière passive. En effet si, avec la contraction de la couche interne, se produisait en même temps la contraction de la couche externe,

sécrétion et celle de la circulation s'accroissent parallèlement; mais si le courant, au lieu d'être peu énergique, vient à acquérir une grande intensité, le parallélisme se détruit et les *vaisseaux se contractent*, le cours du sang *se ralentit*, et cependant la sécrétion continue » (Cl. Bernard, *Leçons sur la path. expérimentale*, 1872, p. 303).

qui, étant plus épaisse et considérable, détruirait l'effet de la première, la dilatation serait impossible. Enfin, pour expliquer la contraction isolée de chacune des couches musculaires, il suffit de penser qu'à chaque muscle correspond un système distinct de nerfs vaso-moteurs[1]. »

Enfin il existe deux autres théories principales (paralysie réflexe et interférence) qui expliquent la dilatation par l'existence de fibres vaso-motrices dilatatrices qui annihileraient, quand elles entrent en activité, l'action des fibres constrictives par une sorte de paralysie ou action d'arrêt. Il existerait donc dans l'organisme des filets nerveux souvent en état d'inactivité, d'une utilité discutable, et dont le fonctionnement serait principalement la cause de bien des maladies[2]. Il serait assez extraordinaire que ces instruments inutiles persistassent chez les mammifères et entre autres chez l'homme sans subir d'atrophie, comme différents organes inutiles[3] que nous avons reçus par hérédité.

Il nous paraît impossible de comparer l'action des nerfs dilatateurs à celle du pneumogastrique; si l'action de ces nerfs sur la circulation était assimilable à celle du nerf vague sur le cœur, leur section devrait amener des modifications dans la circulation des parties correspondantes, ce qui est contraire aux faits observés.

« De toutes les expériences de Vulpian, la plus concluante contre sa théorie est celle où il constate que chez un chien chloralisé par injection intra-veineuse jusqu'à abolition complète de la sensibilité et de l'excitabilité réflexe, il est impos-

[1] Ercolani, *Dei tessuti et degli organi eretili*. Bologne, 1869; et *Journal d'anat. et de physiol.*, 1869.

[2] Goltz, toutefois, fait jouer aux nerfs dilatateurs un rôle important dans le tonus vasculaire. V. *Appendice*.

[3] Voir Hækel, *Histoire naturelle de la création*, trad. française du docteur Letourneau, 1874.

sible de déterminer, par la faradisation du bout périphérique du nerf lingual coupé, les effets vaso-dilatateurs qui sont si marqués dans toute la moitié correspondante de la langue, lorsque l'expérience est faite sur un animal, soit absolument sain, soit curarisé et soumis à la respiration artificielle, soit morphinisé ou atropinisé. Vulpian pense que le chloral agit sur les ganglions nerveux situés sur le trajet des nerfs vaso-moteurs et que son action sur les cellules de ces ganglions se borne à empêcher les modifications que l'excitation des fibres vaso-dilatatrices y provoque. Cette hypothèse pourrait être admise si ces ganglions étaient devenus inexcitables, mais ils réagissent sous l'influence de l'excitation des nerfs vaso-constricteurs, car la faradisation du cordon cervical du grand sympathique détermine un rétrécissement manifeste des vaisseaux. Aussi, voilà des ganglions qui cesseraient d'agir pour les nerfs vaso-dilatateurs, alors qu'ils réagissent pour les nerfs vaso-constricteurs [1]. »

« Dans d'autres expériences, Vulpian a cherché quelle serait l'influence de l'électrisation des fibres nerveuses vaso-dilatatrices de la langue, après avoir anéanti l'aptitude fonctionnelle des fibres vaso-constrictives de cet organe. Si l'action dilatatrice de la corde du tympan ne s'exerce sur les vaisseaux linguaux que par l'intermédiaire des nerfs sympathiques, il me semblait que cette action devait être impossible lorsque ces nerfs auraient perdu leur excitabilité. J'ai donc enlevé sur plusieurs chiens un des ganglions cervicaux supérieurs, celui du côté gauche. Au bout de quelques jours, lorsque je supposais que tous les nerfs sympathiques qui partent de ce ganglion s'étaient altérés et étaient devenus inexcitables, les animaux étaient curarisés et soumis à la respiration artificielle. Les deux nerfs linguaux étaient mis à nu, puis coupés et l'on

[1] Onimus, *Des congestions actives*, p. 9.

faradisait leur bout périphérique. Contrairement à mon attente, la section du nerf lingual gauche a toujours augmenté un peu la congestion légère qui existait déjà dans la moitié gauche de la langue. De plus, la faradisation du bout périphérique de ce nerf lingual déterminait une dilatation vasculaire aussi prononcée que celle qui était provoquée dans l'autre moitié de la langue, par la faradisation du nerf lingual droit [1]. »

Vulpian a prétendu, pour expliquer ce résultat contraire à sa théorie, que par l'ablation du ganglion supérieur du grand sympathique on ne pouvait pas détruire tous les filets vaso-constricteurs qui se rendent à la langue, et que dans cet organe même les ganglions périphériques pouvaient encore maintenir une certaine constriction. Il est toutefois à supposer qu'un certain nombre de fibres et de ganglions ont perdu leur excitabilité, et cependant l'irritation du bout périphérique de la corde du tympan du côté de la lésion du sympathique produit des phénomènes de dilatation exactement semblables à ceux produits par l'excitation du bout périphérique de la corde du tympan du côté sain.

« La théorie de la paralysie réflexe est en contradiction avec les données de la pathologie et de la thérapeutique. Quel est le médecin qui, dans un cas d'affaiblissement de la force du cœur, chercherait à faciliter la circulation en diminuant la contractilité des vaisseaux, ou bien qui chercherait à provoquer cette même paralysie pour augmenter la circulation des extrémités? Voyez un peu où nous entraîne logiquement la théorie de l'augmentation de toutes les circulations locales par paralysie réflexe! Vous avalez un mets sapide, et aussitôt votre salive s'écoule en plus grande quantité : paralysie réflexe. Une fois dans l'estomac, la muqueuse s'injecte et sécrète plus

[1] Vulpian, *loc. cit.*, t. I, p. 183.

abondamment pour digérer le bol alimentaire : paralysie réflexe; puis les reins et le tube digestif entrent en activité : paralysie réflexe. Une chaleur douce fait que la circulation des extrémités est plus considérable : paralysie réflexe; une émotion agréable colore votre visage : paralysie réflexe! Tous les actes, toutes les fonctions de la vie animale et de la vie végétative ne s'accomplissent ainsi que par une succession de paralysies? La vraie fonction des ganglions vaso-moteurs, c'est de n'en plus avoir, et l'activité d'un tissu, c'est uniquement une paralysie réflexe[1]. »

Cette critique de la théorie de la paralysie réflexe peut tout aussi bien s'appliquer à la théorie de la dilatation par interférence.

En acceptant l'hypothèse de l'existence de nerfs vaso-moteurs dilatateurs, il nous faudrait admettre, d'après les expériences de Goltz, que : 1° Les nerfs rachidiens contiennent un plus grand nombre de fibres vaso-motrices dilatatrices que de constrictives (les premières ne fonctionnant pas à l'état normal, mais seulement sous l'influence d'une excitation); 2° que, dans la majorité des cas, l'agent irritant agit plus tardivement sur les nerfs dilatateurs que sur les constricteurs (constriction initiale). Mais nous savons que nombre d'auteurs ont réussi à obtenir une constriction prolongée par une irritation portée sur des nerfs frais d'animaux sains; comment admettre alors que cette

[1] Onimus, *Des congestions actives*, p. 21. Nous concédons à MM. Loven et Vulpian que la dilatation peut, dans quelques cas, être le résultat d'un réflexe, mais non d'une paralysie réflexe; ainsi, l'irritation du bout central du sciatique coupé amène une constriction générale des vaisseaux de l'organisme, sauf des artères de l'oreille; si l'effet dilatateur de cette irritation était une paralysie, il serait étonnant qu'elle ne s'observât que dans les vaisseaux les plus éloignés du siége de l'excitation. Il est vrai que Legros et Onimus prétendent que la dilatation est générale dans ce cas, mais l'état de la pupille, qui est dilatée, plaide en faveur de l'opinion de Vulpian et des auteurs.

même irritation, qui, plus faible (voy. nos exp. XXIII, XXXI, etc.), amène une dilatation, n'agira plus que sur les vaso-constricteurs?

D'un autre côté, les auteurs qui, ne tenant aucun compte des expériences de Goltz, n'admettent pour les nerfs mixtes rachidiens que des fibres vaso-constrictives, en sont réduits à expliquer l'effet dilatateur observé par une paralysie passive, théorie inconciliable avec les faits, comme nous l'avons prouvé plus haut.

Enfin si, comme nous, on obtient avec un courant induit de faible intensité une dilatation et une constriction avec le même courant de forte intensité, il nous faut admettre que les vaso-dilatateurs ne répondent qu'à une excitation faible, et les vaso-constricteurs qu'à une excitation forte, ce qui est illogique; nous tournons dans un cercle vicieux.

Enfin il est une autre hypothèse à l'aide de laquelle on a cherché à expliquer la dilatation vasculaire qui s'observe à la suite de l'excitation des nerfs vaso-moteurs: c'est celle de Legros et Onimus; elle repose sur ce fait, qu'à l'état physiologique il existe des mouvements péristaltiques[1] dans les vaisseaux. Nous avons déjà étudié la question du péristaltisme vasculaire (p. 12 et suiv.); ces mouvements n'ont pas encore, il est vrai, été observés dans tout l'organisme humain, mais ce qui existe pour les autres tubes à fibres musculaires lisses doit aussi exister pour les vaisseaux qui s'en rapprochent tant par la disposition anatomique de leurs parois; ils ont été observés chez nombre d'animaux voisins de l'homme[2]. C'est une hypothèse fondée sur des faits assez nombreux,

[1] Nous avons vu (p. 23) que Claude Bernard, dont l'autorité est si grande en physiologie, admet aussi le péristaltisme des vaisseaux.

[2] La théorie autonome pourrait trouver un appui puissant dans la pathologie et la thérapeutique. Nous renvoyons à cet égard au *Traité d'électricité médicale* de Legros et Onimus.

elle s'appuie sur des faits pathologiques, des expériences thérapeutiques et non pas seulement, comme les autres, sur une simple conception de l'esprit. Elle explique enfin, sans les torturer, tous les résultats de l'expérimentation physiologique.

« Au lieu de chercher, dans tous les actes de la vie, cette sorte d'antagonisme et de lutte entre les différents nerfs[1] d'une région, n'est-il pas plus simple et plus naturel de voir dans ces divers phénomènes de vascularisation des degrés d'une seule et même action ?

« Si l'excitation des fibres musculaires lisses, par l'intermédiaire des nerfs vaso-moteurs, est tétanisante et forte, s'étendant aussitôt sur tous les ganglions, elle provoque une contraction énergique et simultanée de toutes ces fibres, et, comme résultat, un resserrement considérable des artérioles. Si, au contraire, l'excitation est moins prononcée, si elle n'est plus tétanisante, et si elle se transmet moins brusquement d'un ganglion à l'autre, il y a contraction successive de ces fibres, contraction énergique mais momentanée, qui facilite alors la circulation périphérique. De plus, dans l'état physiologique, la fibre musculaire, après s'être énergiquement contractée, se distend aussi plus facilement, et réciproquement. C'est cette contraction, suivie d'un repos avec relâchement plus considérable, qui est le phénomène actif des parois musculaires des vaisseaux, et c'est cette alternance qui, en même temps qu'elle favorise l'arrivée d'une plus grande quantité de sang, fait que ce sang circule plus rapidement et avec plus d'énergie. C'est donc une activité plus grande des contractions autonomes des vaisseaux que déterminent les excitations des nerfs centripètes, des nerfs sensitifs en général, l'irritation

[1] Dans la théorie du péristaltisme il n'existe plus que des nerfs vasomoteurs.

physiologique des muqueuses et les émotions stimulantes. Les vaisseaux, loin d'être normalement les antagonistes du cœur, au lieu de venir contrecarrer son action et lui faire faire un travail inutile et perdu pour l'organisme, viennent, au contraire, à son secours, ils sont ses auxiliaires et servent à régler les circulations locales, à les exagérer ou à les modérer, selon les fonctions physiologiques[1]. »

Nos expériences sont en parfait accord avec ces données; ainsi, dans les expériences où nous employions le courant induit, la température baissait ou s'élevait, ou le vaisseau se contractait ou se dilatait, selon l'intensité du courant.

Dans les expériences I, XIII, XIV, etc., où nous irritions avec les agents chimiques, ou par des sections multiples, tous moyens d'irritation faibles relativement au courant induit, nous avons obtenu une élévation de température et une dilatation des vaisseaux.

Dans les expériences XXII, XXVIII, XXIX, nous avons employé les courants constants, mais nos résultats sont peu concluants; nous nous sommes, du reste, très-peu servi de ces courants, et nous ne pouvons pas asseoir une opinion sur quelques expériences faites souvent dans d'autres conditions que celles de Legros et Onimus. Ces auteurs ont parfaitement démontré quelle était l'influence de ces courants sur la circulation. Chez le *naïs filiformis*, dont les contractions artérielles sont très-visibles, ils ont vu que les courants continus accéléraient la circulation de telle sorte que le nombre des battements, c'est-à-dire des contractions de l'artère, qui était de 24 à la minute, montait à 34 lors du passage du courant[2].

[1] Onimus, *Des congestions actives*, p. 23.

[2] Legros et Onimus, *Traité d'électricité médicale*, 1872, p. 189. — Sur le même animal ils ont vu des courants induits intenses amener un arrêt de la circulation et une contraction de tout le corps de l'animal, qui devenait filiforme.

Nous renvoyons aux différents ouvrages de Legros et Onimus pour l'étude approfondie de l'influence des courants constants (ascendant et descendant) sur la circulation ; on y trouvera de nombreuses expériences physiologiques et observations pathologiques, établissant que le courant descendant ou centrifuge accélère la circulation, et, par conséquent, les mouvements péristaltiques, tandis que le courant ascendant ou centripète arrête la circulation, en tétanisant les fibres musculaires des vaisseaux.

La plupart des physiologistes dans leurs expériences n'indiquent que rarement l'intensité du courant induit employé, ou se contentent de noter que le courant était faible ou fort sans préciser davantage. Nous avons parcouru les expériences de beaucoup de nos prédécesseurs, en ne tenant compte que de celles où se trouvaient les termes vagues : courant fort ou courant faible, nous avons remarqué que les résultats n'étaient généralement pas en contradiction avec nos propres observations.

Claude Bernard note souvent qu'il a obtenu une constriction vasculaire par l'excitation du bout périphérique du sympathique en employant une forte machine électro-magnétique[1]. Goltz[2] (p. 184-185 de son premier Mémoire et 71 de son second) irrite avec un courant faible et obtient une dilatation. — Dans les expériences de Putzeys et Tarchanoff[3], l'intensité du courant induit est rarement indiqué; les différences de

[1] Une autre expérience de Cl. Bernard nous démontre bien le rapport qui existe entre la dilatation et l'accélération des mouvements péristaltiques ; en galvanisant le bout périphérique des rameaux du pneumogastrique il a pu produire une dilatation des vaisseaux du rein et provoquer des mouvements péristaltiques de l'intestin (*Leçons sur la chaleur animale*, 1876).

[2] Goltz, *Ueber gefæsserweiternde Nerven* (*Pflüger's Archiv*, 1874 et 1875).

[3] Putzeys et Tarchanoff, *loc. cit.*

température ont du reste toujours été très-minimes. Böthling[1] dit n'avoir obtenu aucun effet avec un courant faible; pour amener un abaissement de deux degrés, il doit irriter avec le courant le plus intense (exp. IV); dans son expérience V, il note une différence en moins de un degré avec un courant dit faible. Cet auteur avoue, du reste, « qu'il y a des animaux chez lesquels l'irritation du bout périphérique du nerf sciatique amène à peine un changement. »

Plus récemment, Ostroumoff[2] dit avoir toujours obtenu un rétrécissement avec le courant induit à condition que l'écart des bobines ne dépassât pas 8 centimètres.

Dans son observation XIX (27 octobre 1875) sur un chien curarisé, il s'exprime ainsi : « Le chariot, au commencement, était écarté de 15 centimètres, mais l'irritation ne commença à devenir effective que quand l'écartement ne fut plus que de 5-8 centimètres. » Notons qu'alors pendant près d'une heure l'auteur obtint des contractions permanentes, résultat contraire à toute idée de paralysie secondaire après la constriction très-courte (2 à 3 minutes) que l'on observe souvent avant d'obtenir une dilatation vasculaire. Il n'y a pas lieu du reste d'être étonné de la constriction passagère observée quelquefois au début de l'irritation par les courants induits, le changement brusque de l'état moléculaire du nerf et l'excitation qui s'ensuit saisissent alors plus fortement les fibres nerveuses.

Ostroumoff a irrité le nerf frais; il prétend que les résultats obtenus par Goltz dépendent de ce que l'irritation était faite plusieurs jours après la section du nerf; dans ces dernières conditions, il aurait aussi obtenu une élévation de température. Plus loin il ajoute : « après 3 à 4 jours, il est impossible d'obtenir une constriction par un courant induit de quelque force qu'il soit ; après 6 jours, je n'ai pu obtenir aucun

[1] Böthling, *loc. cit.*

[2] Ostroumoff, *loc. cit.*

effet. » On a pu voir par nos expériences que la dilatation peut aussi être observée sur des animaux dont le nerf vient d'être préparé quelques instants avant l'irritation.

Le même auteur semble cependant, dans un autre passage, avoir entrevu la véritable cause des résultats contradictoires obtenus par les auteurs à la suite de l'irritation d'un nerf contenant des filets vaso-moteurs; il dit en effet : « De temps en temps déjà dès le premier jour (nous disons le jour même) après la section du nerf on obtient une élévation par l'emploi d'un courant faiblement tétanisant, et un abaissement par l'emploi d'un courant plus fort. »

Nous le répétons, nous ne tenons aucun compte des expériences relatées sans indication de l'intensité du courant induit, et de l'état musculaire pendant l'irritation, puisqu'il résulte de nos observations que la dilation se produirait avec un courant de faible intensité et la constriction avec un courant de plus forte intensité. Nous n'avons donc pas à discuter les résultats des nombreuses expériences des auteurs qui ont opéré dans des conditions qui nous sont en partie inconnues.

Nous regardons comme établies les deux propositions suivantes :

1° Si l'on irrite avec un courant induit d'une faible[1] intensité le bout périphérique d'un nerf contenant des fibres vaso-motrices et fraîchement préparé, on obtient toujours chez un animal sain et adulte une élévation de température et une dilatation des vaisseaux du membre correspondant.

2° Si l'irritation est produite avec un courant induit de forte intensité, on obtient un abaissement de température et une constriction vasculaire.

[1] Les mots *faible* et *fort* n'ont ici qu'une valeur relative. L'intensité du courant induit s'apprécie surtout à l'effet produit. Chez tel animal la dilatation sera obtenue avec un écartement des bobines de 10, chez tel autre avec un écartement de 14, 18 ou même plus.

CONCLUSION.

Les conclusions suivantes ne concernent que les nerfs vaso-moteurs contenus dans les nerfs rachidiens[1], l'étude de leur action physiologique ayant été le but principal de notre travail.

Nous admettons :

1° Que l'effet immédiat de la section d'un nerf contenant des fibres vaso-motrices est un effet actif, et non passif.

2° Que l'irritation (agents chimiques, mécaniques ou électriques) du bout périphérique d'un nerf contenant des fibres vaso-motrices produit une dilatation des vaisseaux du membre correspondant.

3° Que l'irritation avec un courant induit du bout périphérique d'un nerf contenant des fibres vaso-motrices peut amener une constriction[2] des vaisseaux du membre correspondant.

4° Que les résultats différents obtenus par l'irritation avec les courants induits[3] tiennent à l'intensité du courant ; un courant faible amène une dilatation, un courant fort une constriction.

5° Qu'il n'y a qu'une seule espèce de nerfs vaso-moteurs, comprenant des fibres centrifuges et centripètes.

[1] Nous croyons toutefois que l'action physiologique des vaso-moteurs contenus dans les nerfs rachidiens ne diffère pas de celle des autres fibres vaso-motrices.

[2] Nous différons ici d'avis avec Goltz, qui pensait que l'irritation amenait toujours une dilatation, quelquefois, il est vrai, précédée d'une très-courte constriction.

[3] Legros et Onimus, contrairement à nous, n'admettent pas que les courants induits puissent produire autre chose qu'une constriction.

Qu'ils peuvent :

1° Produire à la suite d'une excitation violente une contraction spasmodique des vaisseaux ;

2° Augmenter, si l'excitation est moins forte, les contractions péristaltiques et autonomes des vaisseaux.

APPENDICE.

Comme nous l'avons déjà dit (p. 1), la principale raison opposée par M. Goltz à la théorie de la contraction autonome des vaisseaux était que le péristaltisme, loin d'augmenter la dépense du sang, devait nécessairement, pour des raisons d'ordre physique, ralentir la circulation et diminuer la dépense du liquide sanguin.

En vue de contrôler si les mouvements péristaltiques des vaisseaux diminuaient ou augmentaient la dépense du liquide sanguin, M. Goltz nous proposa l'expérience suivante :

Soit un flacon A, à peu près rempli de liquide et destiné à donner une pression constante; son bouchon est percé de deux tubulures par lesquelles passent deux tubes de verre, dont l'un coudé s'adapte à un tube de caoutchouc B, d'assez gros calibre, 13 mill. et à parois épaisses, d'une longueur de quatre mètres; un ajutage de verre C le réunit à un autre tube de caoutchouc D, d'un diamètre de 8 mill., à parois moins rigides, 1 1/4 mill. et long de 6 m. 50 c.; il repose sur une table d'une longueur de 2 mètres environ et située à 1 m. 60 c. au-dessous du flanc A. A l'extrémité du tube de caoutchouc D se trouve un tube de verre E coudé, et dont le bout inférieur *e*, situé à 22 c. au-dessous du plan F de la table, permet l'écoulement du liquide dans une éprouvette graduée G.

EXPÉRIENCE Ire.

10 juin 1876. — Nous notons d'abord le temps nécessaire pour obtenir une dépense de 500 cent. cubes d'eau, soit en laissant l'écoulement se faire naturellement dans l'appareil, soit en imitant les mouvements péristaltiques sur le tube de caoutchouc D.

Un pendule marque les secondes.

Écoulement naturel. . 500 cent. cubes . . . 93 secondes.
— — — — — . . . 92 —
— avec mouvements péristaltiques. . . 150 —

Les mouvements péristaltiques avaient été produits avec les doigts, mais par trois personnes agissant en même temps sur trois points différents du tube D; l'écoulement avait été intermittent; il était à supposer que ces trois personnes, n'agissant pas simultanément, avaient produit soit des mouvements antipéristaltiques, soit des contractions anormales; en tous cas, dans des conditions semblables elles ne pouvaient que contrarier les effets des contractions péristaltiques, aussi remit-on à une seule personne le soin d'imiter les mouvements péristaltiques et cette fois-ci non plus avec les doigts, mais au moyen d'un rouleau de bois H, promené sur 80 cent. à 1 mètre du tube D, dans le sens du courant pour les mouvements péristaltiques, et dans le sens contraire pour les mouvements antipéristaltiques.

Écoulement naturel : 500 cent. cubes en 92 secondes.

Écoulement avec mouvements péristaltiques : 500 cent. cubes en 93 secondes.

(Il n'y eut pas d'intermittence dans l'écoulement du liquide.)

Écoulement avec mouvements antipéristaltiques : 500 cent. cubes en 98 secondes.

Légères intermittences dans l'écoulement du liquide.

M. Bricon, qui s'était chargé d'imiter les contractions péristaltiques, connaissant la direction du courant, pouvait, à la rigueur, avoir été influencé à son insu par cette connaissance; pour l'expérience suivante, il s'éloigna quelques instants, afin de permettre de dérober à sa vue le tube D, à l'exception de la partie sur laquelle il devait imiter les mouvements péristaltiques ou antipéristaltiques.

Écoulement de 500 cent. cubes en 94 secondes. L'écoulement avait été continu; les mouvements avaient été péristaltiques.

M. Goltz se chargea alors d'imiter les mouvements péristaltiques ou antipéristaltiques; la partie du tube sur laquelle il devait agir étant seule à découvert, il fallut, pour obtenir 500 cent. cubes du liquide, 86 secondes.

Les mouvements avaient été péristaltiques et l'écoulement continu avec un jet plus gros pendant les contractions.

Le péristaltisme avait donc notablement favorisé la dépense du liquide.

Écoulement avec mouvements antipéristaltiques : 500 cent. cubes en 172 secondes.

L'écoulement avait été intermittent.

M. Goltz, voulant faire une expérience de contrôle, se chargea de compter jusqu'à 100 ; à *un*, répété pour la troisième fois, un aide cessait la compression du tube D en *d* et la reprenait à 100. On constatait alors quelle avait été la dépense du liquide dans cet espace de temps. M. le docteur Gergens imitait les mouvements péristaltiques ou antipéristaltiques.

Écoulement naturel : en 100 secondes, 536 cent. cubes.

Écoulement avec mouvements antipéristaltiques : en 100 secondes, 26 cent. cubes.

(Écoulement intermittent; le liquide était fortement aspiré dans le tube de verre E.)

Écoulement avec mouvements péristaltiques : en 100 secondes, 584 cent. cubes.

Il semblait donc résulter de ces expériences que les mouvements péristaltiques avaient augmenté la dépense du liquide et que les mouvements antipéristaltiques l'avaient diminuée. Notons que, si les mouvements péristaltiques avaient pu être imités sur toute la longueur du tube D, la différence eût très-probablement été beaucoup plus forte.

EXPÉRIENCE II.

13 juin 1876. — Même disposition de l'appareil; les secondes sont marquées par un métronome.

Écoulement naturel : en 100 secondes, 295 cent. cubes.

Écoulement avec mouvements péristaltiques : en 100 secondes, 450 cent. cubes.

Écoulement avec mouvements antipéristaltiques : en 100 secondes, 0.

La longueur du tube D est réduite à 2 m. 15 c. (poids: 64 gr.).

Écoulement naturel : en 100 secondes, 650 cent. cubes.

Écoulement avec mouvements péristaltiques : en 100 secondes, 800 cent. cubes.

Écoulement avec mouvements antispéristaltiques : en 100 secondes, 0.

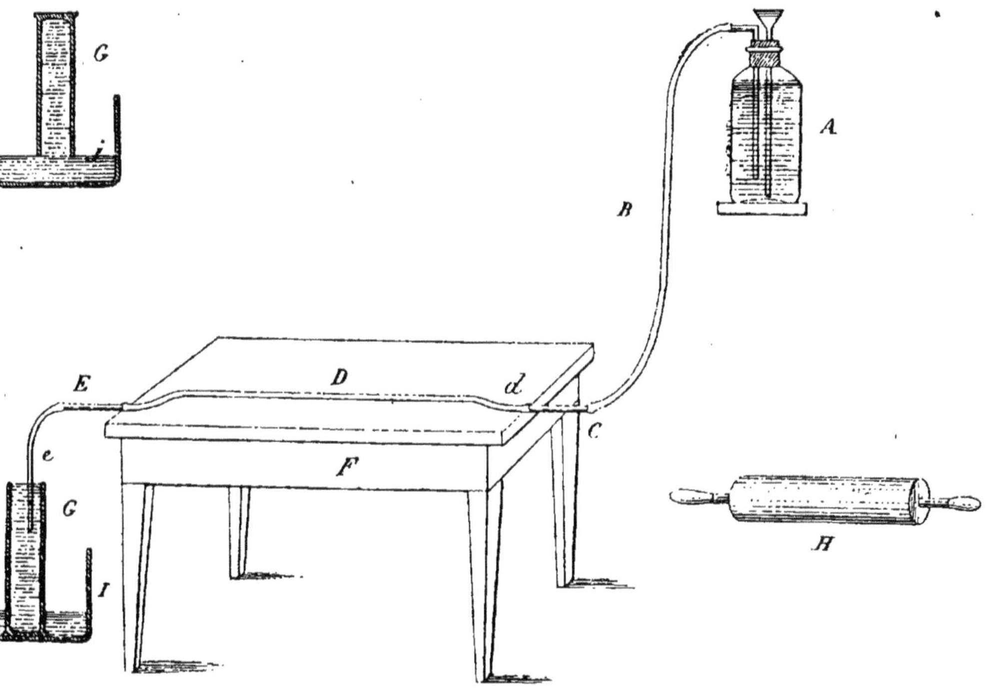

L'expérience est un peu modifiée; l'extrémité *e* du tube de verre E plonge dans l'éprouvette G remplie d'eau et reposant sur une cuvette de verre I, destinée à recevoir la dépense de l'appareil.

Écoulement naturel : en 100 secondes, 650 cent. cubes.

Écoulement avec mouvements péristaltiques : en 100 secondes, 840 cent. cubes.

Avant d'imiter les mouvements antipéristaltiques, on renverse l'éprouvette G, pleine de liquide, sur la cuve de verre I, contenant de l'eau jusqu'à *j*.

Écoulement avec mouvements antipéristaltiques : en 100 secondes, 290 cent. cubes.

290 cent. cubes d'eau avaient passé de la cuve I dans l'appareil.

CONCLUSION.

Les mouvements péristaltiques des vaisseaux favorisent la circulation et augmentent la dépense du liquide sanguin.

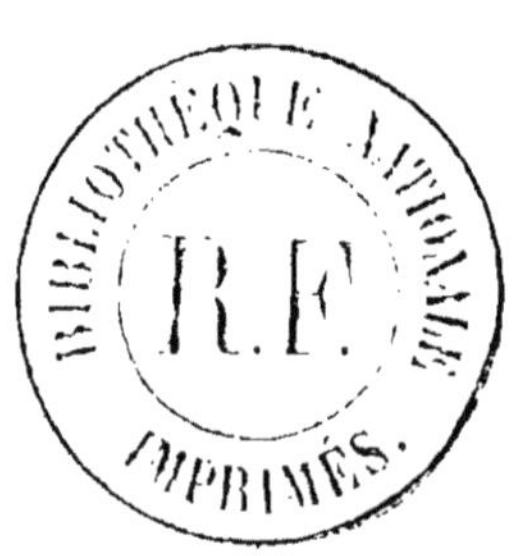

FIN.

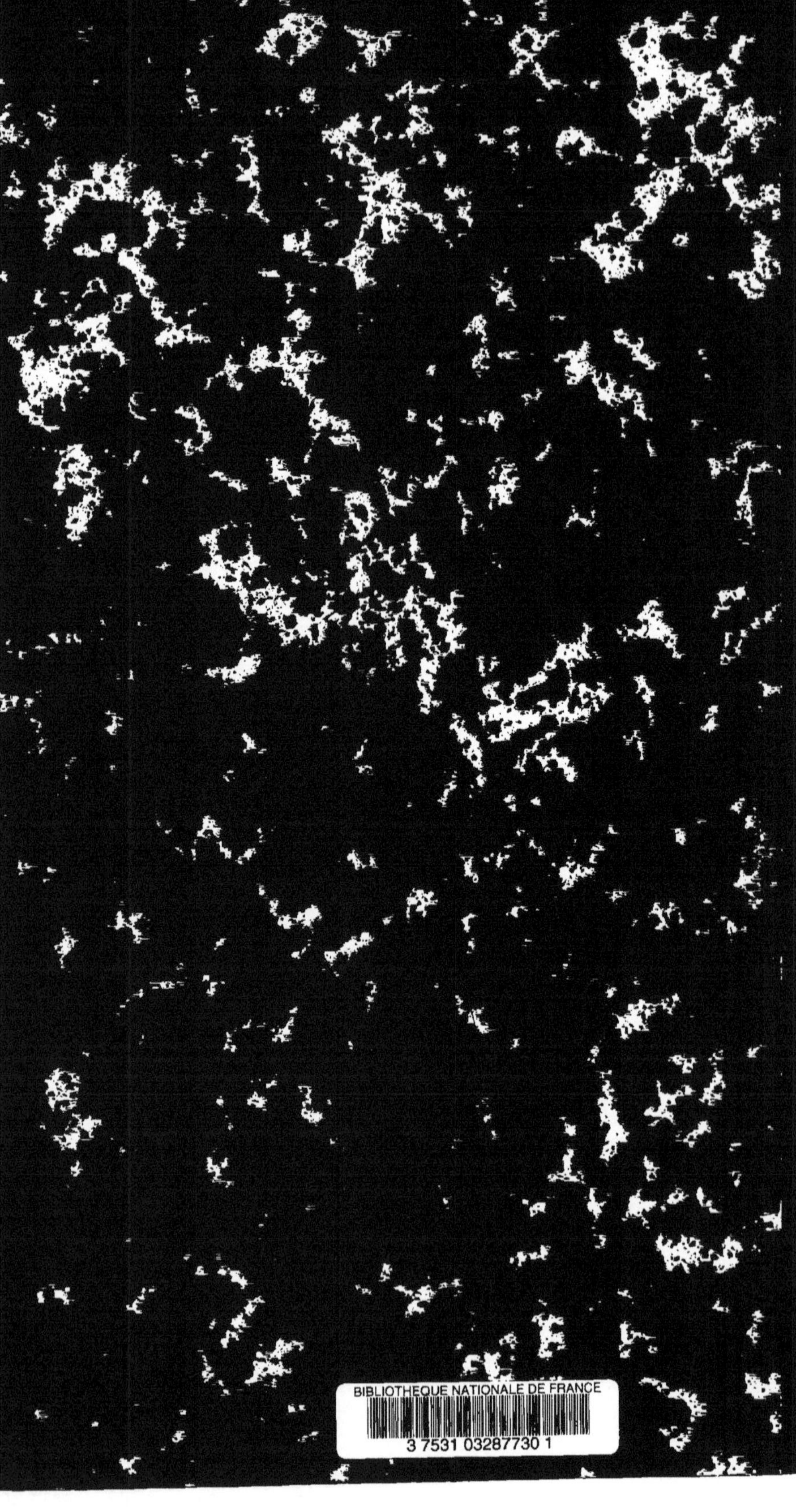
BIBLIOTHEQUE NATIONALE DE FRANCE
3 7531 03287730 1

www.ingramcontent.com/pod-product-compliance
Ingram Content Group UK Ltd.
Pitfield, Milton Keynes, MK11 3LW, UK
UKHW022127190726
13855UKWH00003B/1053